なぜベイズを使わないのか!?

臨床試験デザインのために

手良向 聡 著

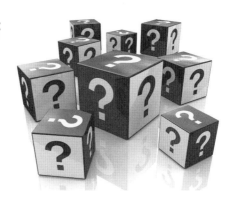

Kinpodo

まえがき

　医学・薬学・看護学の分野に身を置くと，統計学は難しくて分からないという人に多く出会う．それは，私たち専門家の教え方にも問題があると思うが，それだけが原因ではなく，統計学は確率を扱う学問であり，確率とは何かについて多くの考え方があり，適用場面によってそれらを使い分ける必要があるから難しいのである．また，技術的な面は学習によってある程度は克服可能であるが，統計学を適用する場面は社会のほぼすべての領域にわたっていて，その分野の知識と経験がなければ，結果の正しい解釈ができないのである．さらに，統計学は数学の一分野であると思っている人がいるが，それは誤りである．もう30年以上前になるが，私が通っていた大学の数学科に統計学の講義はなく，おそらく今もないと思う．統計学は積分や行列など数学で用いる道具を用いるが，数学の延長線上にはない学問なのである．それは一言でいうと，演繹の学問と帰納の学問という違いである．ただし，数学の一分野である確率論は1500年代にジロラモ・カルダーノ，1600年代にブレーズ・パスカルとピエール・ド・フェルマーが議論した賭け金の分配問題[1]に端を発しており，そこからヤーコブ・ベルヌーイによる大数の法則，アブラム・ド・モアブルによる正規分布などが生まれた．従って，確率論を土台にして数理統計学という学問が生まれたと言うことはできる．ちなみに，ベイズ流統計学の始祖トーマス・ベイズ（1702-1761）はド・モアブル（1667-1754）や偉大な数学者レオンハルト・オイラー（1707-1783）とほぼ同じ時代に生きた．

　統計学を本格的に勉強し始めると思想・哲学の重要性に気付く．従って，統計学を本当に理解したければ，まずは科学哲学，特に確率の哲学やそれにまつわる思想を学んだ方がよい（たとえば『偶然を飼いならす』[2]『確率の哲学理論』[3]『偶然とは何か』[4]『科学と証拠』[5]『確率の出現』[6]など）．特に，プラグマティズムという思想は統計学と関係の深い重要な思想である

(『パースのプラグマティズム』[7]など)。本書で主に扱うベイズ流統計学は，古典的と呼ばれている頻度流統計学に対して異端の統計学として扱われてきた歴史をもつ[8]。しかしながら，近年はベイズ流統計学ブームと言ってもよいくらいの人気で，ここ数年間に膨大な数の参考書が刊行されている。これらの多くはデータサイエンス，ビッグデータのブームと連動し，主にデータ解析に主眼が置かれている。本書では，それらとは異なる視点で臨床試験のデザイン（いわゆる実験計画）にこれまで主として用いられてきた頻度流の方法の利点と欠点を述べながら，それを補うような形でベイズ流の方法をどう利用するかについて分かりやすく解説することを意図している。また本書では，標本サイズの計算やデータ解析を行うための詳細な技術についてはほとんど述べず（多くの良書を参照し），その考え方の基本を伝えることを目標としている。最初に断っておくが，臨床試験のデザインと解析に頻度流の方法が有用な場面は多く，すべての臨床試験をベイズ流の方法で行うべきだと主張するつもりはない。

　ベイズ流臨床試験を行う際には，臨床研究者と統計家の真の協同が不可欠である。臨床研究者は，事前情報の確かさ，目標値の見積もり，臨床試験を継続するかどうかを決定する確率閾値などについて，専門家としての見解を持っている。統計家は，事前情報や目標値の妥当性，実施可能性などについて臨床研究者と議論し，デザインを決定しなければならない。近年，臨床試験にベイズ流接近法が有用であるという報告が増えつつある。米国の食品医薬品局（Food and Drug Administration: FDA）医療機器・放射線保健センターは，2010年に企業とFDAスタッフ向けに「医療機器の臨床試験におけるベイズ流統計学の利用に関するガイダンス」を公表した（第3部「ベイズ流臨床試験のガイダンス」参照）。今後，新しい臨床試験デザインの開発は，医薬品や医療機器の承認申請にインパクトを与える可能性がある。特に，資源を有効に活用するという観点から効率よく臨床試験を行うことが今後ますます重要になるであろう。

　本書は，ベイズ流臨床試験デザインを多くの方に知っていただくことを意図しているが，それらは第2部（第11章から第15章）に書かれている。

第1部（第1章から第10章）は，その準備のための章であり，臨床試験デザインの基本および古典的な頻度流接近法の長所と短所について解説している．特に，第10章には頻度流統計学の問題点をまとめている．それらの部分を読む必要のない方は第2部から読み進み，必要に応じて第1部，および第3部を参照していただければ幸いである．

本書の内容は，多くの先生方からの指導・助言に基づいている．まずは，臨床試験の方法論についてご指導いただいた福島雅典先生，生物統計学について長年ご指導いただいた大橋靖雄先生，折笠秀樹先生，佐藤俊哉先生に深く感謝したい．また，共同研究者または同僚として多くの助言をしてくれた松山裕先生，松井茂之先生，森田智視先生，山中竹春先生，大門貴志先生，大庭幸治先生，吉村健一先生，田中司朗先生，横田勲先生に感謝したい．さらに，本書の原稿を読んで有益な助言をしてくれた大門貴志先生，木下文恵氏，金芳堂の浅井健一郎氏には改めて感謝したい．

文 献

1) デブリン K（原 啓介訳）. 世界を変えた手紙：パスカル，フェルマーと〈確率〉の誕生. 岩波書店. 2010.
2) ハッキング I（石原英樹, 重田園江訳）. 偶然を飼いならす：統計学と第二次科学革命. 木鐸社. 1999.
3) ギリース D（中山智香子訳）. 確率の哲学理論. 日本経済評論社. 2004.
4) 竹内啓. 偶然とは何か：その積極的意味. 岩波書店. 2010.
5) ソーバー E（松王政浩訳）. 科学と証拠 - 統計の哲学 入門. 名古屋大学出版会. 2012.
6) ハッキング I（広田すみれ, 森元良太訳）. 確率の出現. 慶應義塾大学出版会. 2013.
7) 伊東邦武. パースのプラグマティズム：可謬主義的知識論の展開. 勁草書房. 1985.
8) マグレイン SB（冨永 星訳）. 異端の統計学ベイズ. 草思社. 2013.

目　次

まえがき

第1部　臨床試験デザイン入門　　1

1 医学研究と統計学 ………………………………………………………… 3
　1　医学・医療と臨床試験－基礎研究と臨床研究の違い　4

2 臨床試験の計画 …………………………………………………………… 9
　1　臨床試験実施計画書　9
　2　探索的臨床試験と検証的臨床試験　10
　3　臨床試験デザイン　10
　4　評価項目　12

3 統計的仮説 ………………………………………………………………… 16

4 解析対象集団とサブグループ解析 …………………………………… 18

5 中間モニタリング ………………………………………………………… 21
　1　探索的試験における中間モニタリング　22
　2　検証的試験における中間モニタリング　22
　3　適応的デザイン　23

6 頻度流統計学－仮説検定 ……………………………………………… 25

7 頻度流統計学－推定と信頼区間 ……………………………………… 30

8 標本サイズ設定と検出力解析 ………………………………………… 32

9 頻度流の標本サイズ設定 ……………………………………………… 33
　1　2項検定に基づく標本サイズ設定　33
　2　2段階デザインに基づく標本サイズ設定　36

10 頻度流統計学の問題点 ………………………………………………… 39
　1　統計的有意性とP値の問題　39
　2　検定の多重性　40

第2部　ベイズ流臨床試験デザイン　　45

- **11** ベイズ流統計学 ……………………………………………………… 47
- **12** 事前分布，尤度，事後分布，予測分布 ……………………………… 51
- **13** 単群臨床試験デザイン ………………………………………………… 55
    1. 標本サイズ設定　55
    2. 事前分布の設定方法　67
    3. 中間モニタリング　69
    4. 方法の選択と実施手順　75
    5. 標本サイズの再設定　76
    6. 効果と安全性を組み合わせた中間モニタリング　79
- **14** 2群臨床試験デザイン ………………………………………………… 81
    1. 標本サイズ設定　81
    2. 中間モニタリング　83
- **15** メタアナリシス ………………………………………………………… 85
    1. 結果の異質性　85
    2. 結果の統合　86

第3部　ベイズ流臨床試験のガイダンス　　91

- **1** はじめに ………………………………………………………………… 94
- **2** 序　章 …………………………………………………………………… 94
    - 2.1 ベイズ流統計学とは？　94
    - 2.2 なぜ医療機器に関してベイズ流統計学を用いるのか？　95
    - 2.3 なぜ現在ベイズ流手法がより一般的に用いられているのか？　97
    - 2.4 いつFDAはベイズ流試験の計画に参加すべきか？　97
    - 2.5 ベイズ流接近法は健全な科学の代わりにはならない　97
    - 2.6 ベイズ流手法を用いる潜在的な利益は？　98
    - 2.7 ベイズ流接近法を用いる潜在的な難しさは？　100
    - 2.8 ベイズ流解析を行うために利用できるソフトウェアプログラムは？　103
    - 2.9 ベイズ流統計学についてもっと学ぶために利用できる情報源は？　103
- **3** ベイズ流統計学 ………………………………………………………… 105
    - 3.1 アウトカムおよびパラメータ　105
    - 3.2 ベイズ流の理論的枠組み　106

3.3 事前分布とは？　107
3.4 観察データの尤度とは？　108
3.5 事後分布とは？　108
3.6 予測分布とは？　110
3.7 交換可能性とは？　111
3.8 尤度原理とは？　114

④ ベイズ流臨床試験の計画 …………………………………………… 115

4.1 ベイズ流試験は健全な臨床試験デザインから始まる　115
4.2 適切な評価項目の選択　116
4.3 他の重要な情報の収集：共変量　117
4.4 比較するものを選ぶ：対照　117
4.5 評価項目についての初期情報：事前分布　118
4.6 他の試験から力を借りてくる：階層モデル　121
4.7 標本サイズの決定　125
4.8 ベイズ流デザインの動作特性の評価　127
4.9 ベイズ流の多重性調整　128
4.10 ベイズ流の適応的デザイン　129

⑤ ベイズ流臨床試験の解析 …………………………………………… 132

5.1 事後分布の要約　132
5.2 仮説検定　132
5.3 区間推定　132
5.4 予測確率　133
5.5 中間解析　136
5.6 モデルの点検　136
5.7 感度分析　137
5.8 決定分析　138

⑥ 市販後調査 …………………………………………………………… 139

⑦ 技術的詳細 …………………………………………………………… 140

7.1 プロトコルに含めるのが望ましい情報　140
7.2 動作特性を得るためのシミュレーション　144
7.3 モデル選択　147
7.4 事後予測分布を用いた交換可能性の点検　148
7.5 計算　149

参考文献　152

索　引　157

第1部

臨床試験デザイン入門

1 医学研究と統計学

　最近,データサイエンス,ビッグデータ,データマイニングなどの統計学に関連したカタカナ用語をよくみかける。どのような用語を使うとしても,データを役立つ情報に変えるためには統計学の論理が必要であり,正しく計算することはソフトウェアにまかせるとしても,結果を正しく解釈した上で,正しい判断を行う能力が必要である。統計学とは,

・賢明な意思決定を行うための科学
・不確実性を数量化し表現する方法
・すべての学問のための学問
・データから情報へのはしごを一段昇るための論理

であると言われている[1]。従って,多くの学問分野で統計学は利用されているが,理解不足による誤用も後を絶たない。
　統計学は,大きく二つに分類される。一つは「記述統計学」であり,そこでは位置の尺度(算術平均,中央値),バラツキの尺度(分散,標準偏差,範囲)などを算出し,集団としての特徴を記述するためにデータを整理・要約する。もう一つは,「推測統計学」であり,そこではデータを分析し,母集団についての推測を行う。推測統計学には,大まかに言うと,頻度流とベイズ流と呼ばれる二つの接近法(approach)が存在する。頻度流統計学の代表的な手法が仮説検定と推定である。詳細は後述するが,簡単に言うと,頻度流では確率を「仮想的繰り返しに基づく相対頻度」と解釈し,パラメータ(関心のある母集団の特性)を「未知の定数」であると考える。一方,ベイズ流統計学ではパラメータ

の不確実さをそのまま確率分布として定式化する。

1　医学・医療と臨床試験－基礎研究と臨床研究の違い

　医学は普遍的な真実を追求する科学の一分野である。一方で，医療には個人に対して最適な技術を選択して適用することが要求される。医学が生み出した技術の評価（技術評価）は，主に統計学に基づく科学的方法を用いて技術を相対的に評価し，医学から医療に橋を架ける役目を担う（**図 1**）。

　統計的方法を医学や医療の世界に導入する際には，二つの大きなギャップを理解しておく必要がある。医学と技術評価の間のギャップは，「決定論」対「非決定論（確率論）」である。コラム「確率の哲学」に示すように，医学の世界では長い間にわたって決定論的な思想が支配的であった。技術評価と医療の間のギャップは，意思決定の対象に関連しており，「対集団の確率（統計学）」対「対個人の確率」である。例えば，ある医薬品の製造販売を許可すべきかどうかという判断は，国民という集団に対するベネ

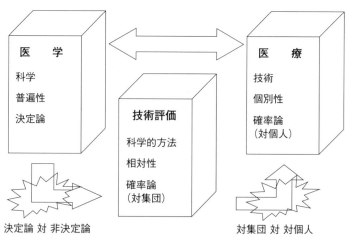

図 1　医学・医療と技術評価[2)]

フィットとリスクのバランスで決定される。従って，その決定は「対集団の確率」に基づくが，医療現場では個人に対するベネフィットとリスクを評価しなければならない。がんの手術後，もし医師が「術後5年以内に再発する可能性は30%です」と言ったとき，その30%はある集団から推定された割合に基づいたものである。しかしながら，それを聞いた患者は「私は再発するか（100%），しないか（0%）のどちらか」とこの確率を解釈するしかない。降水確率や地震発生確率なども同様の例であるが，これは「確率とは何か」という問題から生じている。

臨床試験の方法論は，英国の統計学者ロナルド・フィッシャー（1890-1962）が考案した統計的実験（技術的実験）の方法論を基礎として発展してきた。人工的に作った純粋な条件下での因果関係を立証しようとする科学的実験に対して，統計的実験は以下の特徴を有する[3]。

・実験の場は，現実の応用の場に近い状況に設定される。
・結果の分析には誤差の存在を前提にしなければならない。
・いくつかの因子を同時に変化させて結果を見る必要があることがある。
・目的は，何らかの基準によって現実の場において最も良い結果が得られるような条件を求めることである。

実験の場で生じる様々な種類の誤差を伴うデータを扱うためには統計的方法が不可欠である。結果を再現性によって保証することが比較的可能な基礎医学・生物学研究（科学的実験）と異なり，臨床試験（統計的実験）は，同じ条件で繰り返すことが困難で，結果の再現性による評価が難しいため，デザインと手続きの正しさでしか結果を保証できない

ロナルド・フィッシャーは次のように述べている[4]

「同じだけの時間と労力をかけたとしてもデータ収集の過程，または実験計画を厳密に検討しているか否かによって，得られる収穫は10倍から12倍にもなる。実験終了後に統計学者に相談を持ちかけるのは，統計学者に，単に死後診察を行って下さいと頼むようなものである。統計学者はおそらく何が原因で実験が失敗したかという実験の死因について意見を述べてくれるだけであろう」。

すなわち，計画段階から統計学の専門家（統計家）が参画していれば，質の高い臨床試験を実施できる可能性は高くなる。ちなみに，臨床試験の統計的側面に責任をもつ統計家は，試験統計家（trial statisticians）と呼ばれる。

⊙ 文　献

1) ラオ CR（藤越康祝ほか訳）．統計学とは何か：偶然を生かす．筑摩書房．2010.
2) 手良向聡．臨床試験の統計的デザイン．In: 川上浩司編．遺伝子医学 MOOK 別冊　はじめての臨床応用研究．メディカルドゥ社．2010: 111-117.
3) 竹内　啓．統計学的な考え方－デザイン・推測・意思決定－．統計学の基礎 II．岩波書店．2003: pp1-53.
4) Fisher RA. Presidential address. Indian Journal of Statistics 1938; 4: 14-18.

コラム　「確率の哲学」

　決定論的な思想が支配していた時代に，ピエール・シモン・ラプラス（1749－1827）は「確率の理論は，実は，計算された常識にほかならない」と，ラプラスの悪魔と呼ばれる考えを示した。クロード・ベルナール（1813－1878）は「実験医学序説」の中でデテルミニスム（決定論のフランス語）を提唱し，「統計学に立脚している限り，医学は永久に推測科学に止まるであろう」と述べた。決定論とは，「ある系の未来と過去の状態は，しかるべき方程式と，その系の現在の状態に関する知識から予測できるという，科学の世界にある哲学的な原理」である。

確率の解釈には，以下に示す大きく2通りの解釈が存在する．

1. 認識論的解釈 ── 1）論理説
              ── 2）主観説
2. 客観的解釈   ── 1）頻度説
              ── 2）傾向説
（3. 多元的解釈 ── 間主観説）

　一つは認識論的解釈であり，確率が人間の知識や信念に関係するものと考える．その中の一つが論理説であり，「確率は合理的信念の度合い」と解釈する．バートランド・ラッセル（1872-1970），ジョン・メイナード・ケインズ（1883-1946），ルドルフ・カルナップ（1891-1970）らがこれを支持した．もう一つが主観説であり，「確率は特定の個人が持つ信念の度合い」と解釈する．フランク・ラムジー（1903-1930），ブルーノ・デ・フィネッティ（1906-1985），レオナルド・サベジ（1917-1971）らがこれを支持した．なお，サベジがベイズ流統計学を再評価したことなどから，主観説はベイズ流統計学と大きく関連しているが，ベイズ流統計学を利用している統計家（いわゆるベイジアン）のすべてが主観説を支持しているわけではない．

　もう一つの解釈が客観的解釈であり，確率が客観的な物質世界の性質であると考える．その中の一つが頻度説であり，「ある集合において観察された相対的頻度の極限値」を確率とする．ジョン・ヴェン（1834-1923），リヒャルト・フォン・ミーゼス（1883-1953）が支持した．この頻度説は頻度流統計学と密接に関係している．もう一つが傾向説であり，「ある条件がほぼ確率に等しい頻度を生む傾向を備えている」と考える．カール・ポパー（1902-1994）が提唱した．そのほかに多元主義的解釈として間主観説「確率はある社会集団が持つ信念の度合い」というのもある．

　意思決定者の立場，または意思決定の場面によって確率の解釈は異なってくると考えた方がよいかもしれない．ここでは，医薬品等を承認する立場（社会の立場）と治療を行う立場（医師の立場）を対比して考える．社会の立場では，その集団に対する医薬品等の効果を客観的確率と解釈する頻度説と相性がよく，頻度流統計学の手法，特に長期的なリスクを一定の確率で制御しなければならないという第1種の過誤の制御という考え方を受け入れることが自然である．一方，医

師の立場は，その個人に対する医薬品などの効果を客観的確率と自らの経験に基づく主観的確率の混合と考える傾向があり，主観説と相性がよい．極端に言うと，患者は個々に異なることから常に単一事象に対する確率を扱っており，同一試行の長期的繰り返しを前提とした頻度流の考え方に違和感を持つのではないかと思う．しかも，医師は利用可能な方法から最善と考えるものを選択しなければならないことから，ある仮説の正しさを確かめる仮説検定の問題ではなく，多くの仮説から一つを選択しなければならないという選択の問題に直面しているのではないかと考える．

◉参考文献

ギリース D（中山智香子訳）．確率の哲学理論．日本経済評論社．2004．
タバク J（松浦俊輔訳）．はじめからの数学（4）確率と統計．青土社．2005．

2 臨床試験の計画

1 臨床試験実施計画書

　臨床試験実施計画書（clinical study protocol）は一般に略して「プロトコル」と呼ばれ，臨床試験を行う上で最も重要な文書である。その作成の目的は，

- 計画を明文化し，科学的・倫理的審査を受けるため
- 実施関係者に内容・手順などを伝達し，試験の質を一定に保つため
- 計画と実施結果の差異を明らかにすることにより，試験の質を評価するため

である。表1にプロトコルの項目立てを示す。「目的」と「背景と根拠」は論文の Introduction に相当する重要な部分であり，論文の Method に相当する試験の骨格は，誰に対して，何を行い，何を評価するか，すなわち項目としては，

- 対象集団（または適格規準）
- 治療計画（または介入計画）
- 評価項目

の三つである。また，「登録・割付」，「統計的事項」の二つの項目は臨床試験デザインに最も関連しており，統計家の関与が必要な部分である。

表1 プロトコルの項目立て

```
0.  概要                          11. 評価項目
1.  目的                          12. 統計的考察
2.  背景と根拠                    13. 倫理
3.  本試験で用いる基準・定義      14. 個人情報の保護と患者識別
4.  治験薬／治験機器情報          15. 治験実施計画書内容の変更
5.  対象集団／適格規準            16. 補償
6.  登録, 割付                    17. 利益相反と資金源
7.  治療計画                      18. データの品質管理, 品質保証
8.  有害事象の評価・報告          19. 研究内容の発表
9.  臨床検査, 観察, 調査項目・スケ 20. 文献
    ジュール                      21. 付録
10. データの収集
```

2 探索的臨床試験と検証的臨床試験

臨床試験の性格は探索的試験と検証的試験に大きく分けられる。通常は，薬物動態，安全性，用法・用量などを探索・評価する探索的試験を経て，有効性・安全性の確固たる証拠を提示するために検証的試験が行われる。ただし，個々のいかなる試験も検証的側面と探索的側面を持ち，プロトコルには，各試験について検証的な証明として用いられる側面と，探索的解析のためにデータを提供する側面とを明確に区別しておくべきである[1]。探索的解析から得られた結果は仮説に過ぎず，その仮説は検証的試験によって確認しなければならない。

3 臨床試験デザイン

臨床試験はデザイン・計画の段階から始まり，試験実施・データ管理・モニタリングを経て，データ解析・報告書作成に至る。この各ステップが統計的方法を必要としている。臨床試験は，良いデザインおよび正しい遂行がなければ，台無し（例えば，結論の出ないまたは誤った知見を導く）になり，さらには大惨事（例

えば，不必要に多数の患者が毒性または死を被ることを引き起こす）になる可能性さえある．臨床試験は効率的かつ倫理的であるべきで，資源を節約し，より多くの患者に恩恵を与え，より迅速に正しい結論を引き出し，結果として不必要な毒性をより少なくすべきである[2]．

試験デザインとは，

・統計的仮説
・対照の選択
・ランダム化
・盲検化
・並行群間比較，クロスオーバー，用量漸増など（狭義の試験デザイン）
・中間モニタリング計画
・標本サイズ設定

を含む．

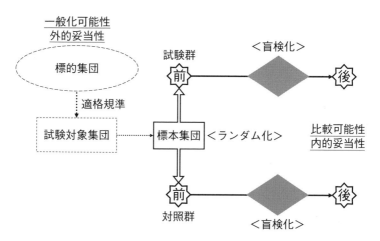

図2 ランダム化対照試験

検証的試験の標準はランダム化対照試験（RCT：randomized controlled trials）である（**図2**）。ランダム化という操作を行うことにより，試験の比較可能性（内的妥当性）を保証する。一方，試験対象集団が適格規準によって厳密に規定されることから，標的集団（結果を適用したい集団）への一般化可能性（外的妥当性）は保証されていない。

4　評価項目

　評価項目とは，「試験の目的に関連する仮説を検証するうえで臨床的に意味があり，客観的に評価できる観察・検査項目またはそれらの合成指標」である。結果尺度，反応変数と呼ばれることもある。なお，評価項目は，「生存期間」や「腫瘍反応の有無」など各被験者について測定される項目として定義すべきである。「5年生存割合」や「反応割合」など集団から計算される尺度は，推定の対象となる「関心のあるパラメータ」であり，評価項目と呼ぶと混乱を招く。試験目的に合致した評価項目を設定する必要があり，その試験で最も重要なものを主要評価項目，それ以外を副次評価項目と呼ぶ。

　評価項目を選択する際には，それが臨床評価項目であるのか，代替評価項目であるのかをよく吟味しなければならない。臨床評価項目（真の評価項目とも呼ばれる）とは，「患者がどのように感じ，あるいは機能し，どのくらい生存しているかを反映する特性あるいは変数」である。バイオマーカーは「正常な生物学的プロセス，病態形成プロセスあるいは治療的介入に対する薬理学的反応の指標として客観的に測定および評価されるある特性」であり，代替評価項目は「バイオマーカーのうち，臨床評価項目の代わりになることが意図されたもので，疫学，治療学，病態生理学または他の科学的根拠に基づき，臨床上の便益・害の有無を予測することが期待されるもの」と定義される。すべての疾患と医療

表2 代替評価項目の候補

代替評価項目	臨床（真の）評価項目
血中コレステロール値	心疾患の発生
血圧値	心疾患，脳血管障害の発生
血糖値	糖尿病合併症の発生
腫瘍縮小効果	癌死
不整脈	心臓死
心機能指標	心不全の発生
血管狭窄度	狭心症，心筋梗塞
眼圧	緑内障の視野狭窄

技術の組み合わせについて臨床評価項目を用いた試験を行うことが理想ではあるが，コストや時間の制約によりそれは現実的に不可能である．従って，代替評価項目を用いなければならない状況はまれではない．代替評価項目の候補と臨床評価項目との対応の一覧を表2に示す．

疾患，代替評価項目，臨床評価項目の理想的な関連は図3のように，代替評価項目が疾患過程の唯一の因果経路上に存在し，臨床評価項目への治療効果が，完全に代替評価項目への効果を介

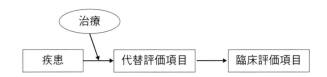

図3 疾患，評価項目と治療との関係（理想）

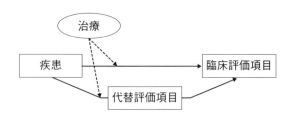

図4　疾患，評価項目と治療との関係（現実）

して伝達されるような場合であるが，現実には図4のように，治療が代替評価項目を介す経路と介さない経路の両方に作用する可能性があるため，代替評価項目での結果は慎重に解釈する必要がある。

臨床試験で用いられる評価項目のほとんどは以下の三つの変数の型に分類される。

連続変数
　　　　　臨床検査値，身体的特徴など。関心のあるパラメータは平均値の差など。

分類変数（2値）
　　　　　腫瘍反応の有無，感染の有無など。関心のあるパラメータは反応割合の差，リスク比，オッズ比など。

時間イベント変数
　　　　　生存時間，無イベント生存時間など。関心のあるパラメータは生存割合の差，ハザード比など。

それぞれの変数の型に対応する統計解析手法を表3に示す。ランダム化対照試験では，比較可能性が保証されているので単純な検定を用いればよいが，観察研究では交絡の調整が必要であり，複雑な手法（層別検定や回帰モデルなど）を用いる必要がある。

表3 変数の型別の標準的な統計解析手法

目的	連続変数	分類変数	時間-イベント変数
分布の記述	ヒストグラム，箱ヒゲ図，散布図	ヒストグラム，分割表	生存曲線（カプラン・マイヤー法）
要約統計量	平均，分散，中央値，パーセント点，相関係数	頻度，一致度，相関係数	x年生存率，中央生存期間
検定	t検定，分散分析，ウィルコクソン検定	χ^2検定，フィッシャー正確検定、ウィルコクソン検定	ログランク検定、一般化ウィルコクソン検定
検定（層別）	共分散分析	マンテル・ヘンツェル検定	層別ログランク検定
回帰モデル	一般線形モデル	ロジスティックモデル	コックス比例ハザードモデル

文献

1) 厚生省医薬安全局審査管理課長：「臨床試験のための統計的原則」について. 臨床評価 27: 161-206, 1999.
2) Yin G（手良向聡，大門貴志訳）. 臨床試験デザイン－ベイズ流・頻度流の適応的方法. メディカル・パブリケーションズ. 2014.

3 統計的仮説

統計的仮説には，優越性仮説，非劣性仮説，および同等性仮説がある。優越性仮説を証明しようとする試験（優越性試験）は，試験治療の効果が対照治療（実薬またはプラセボ）の効果よりも「臨床的に優れること」を示すことを目的とする。非劣性仮説を証明しようとする試験（非劣性試験）は，試験治療の効果が対照治療よりも「臨床的に劣らないこと」を示すことを目的とする。同等性仮説は両者が「臨床的に同等であること」を示すことを目的とし，先発医薬品と後発医薬品とを比較する生物学的同等性試験がその典型である。多くの試験では優越性仮説が設定されるが，対照治療に比べて，利便性，安全性，または経済性に優れていることが期待できる場合に，非劣性仮説が設定されることがある。

非劣性試験では，事前に非劣性マージン（Δと表す）を決定することが必須である。ハザード比を効果の尺度とした場合，優越

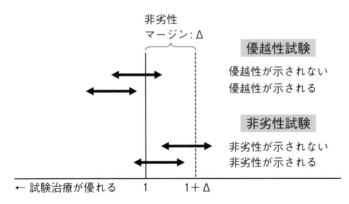

矢印は，ハザード比(試験治療のハザード率／対照治療のハザード率)の95%信頼区間を表す

図5 優越性試験と非劣性試験の判断規準[1]

性試験では，ハザード比の95%信頼区間の上限が1より小さければ，両側有意水準0.05で試験治療が優れると判断される。一方，非劣性試験では，その95%信頼区間の上限が1＋Δよりも小さければ，片側有意水準0.025で試験治療は対照治療にハザード比で1＋Δ以上は劣らないと判断される（図5）。なお，非劣性試験では，本当は劣っている治療を劣っていないと判断するリスクがあり，バイアスのない効果の推定を行うために試験遂行上より多くの注意が必要である。

詳細は第2部で述べるが，頻度流の道具である信頼区間をベイズ流の道具である（事後分布に基づく）信用区間に置き換えれば，同様の判断が可能である。また，ベイズ流接近法では，非劣性マージンに相当する用語として，「同等範囲」または「無関心域」という用語が用いられることがあり，その場合は図6のような信用区間に基づく決定規則が用いられる。

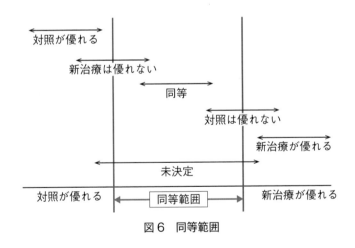

図6　同等範囲

解析対象集団とサブグループ解析

　臨床試験においては，有効性および安全性に関する主となる解析対象集団の定義を事前にプロトコルに明記しておく必要がある。この際に基本となるのが，ITT（intention-to-treat）の原則である。これは，「被験者が実際に受けた治療ではなく，被験者を治療しようとした意図（intention to treat）に基づいて評価する」という考え方である。従って，登録された全被験者を解析対象とすることが原則であるが，登録後に不適格であることが判明した対象や定められた治療をまったく受けなかった対象を除くことは，バイアスを生じる可能性が低いため許容される。解析対象の選択に恣意性がないかなどを評価できるように，試験報告には解析対象から除外した対象数とその理由を明記しなければならない。

　全体の解析対象集団の一部を対象とした解析をサブグループ解析（サブセット解析，部分集団解析）と呼ぶ。対象は患者特性やベースライン情報に基づいて規定されなければならない。もし「定められた治療を完遂した集団」などのように登録後の情報に基づいて対象を規定する場合には，サブグループ解析とは区別し，様々なバイアスを考慮して解析する必要がある。

　ランダム化の際に層別に用いた因子によるサブグループ解析は，ランダム化に基づく比較可能性の条件を満たしているが，そうでない場合は比較可能性の条件を満たさないため，比較可能性の吟味も必要となる。サブグループ解析では，多数の検定により第I種の過誤確率が上昇する一方，サブグループ内の標本サイズ不足により検出力が低下することから，多くの場合，結果の正しさを評価することが困難である。対応策としては，

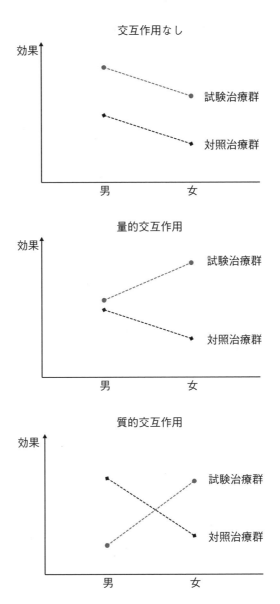

図7 あるサブグループを規定する因子(例えば,性)と効果の交互作用に関する3種類のパターン(交互作用なし,量的交互作用,質的交互作用)[1]

・計画の際には，関心のあるサブグループをプロトコルに記載しておく。
・解析の際には，治療群と因子（サブグループを規定する）の交互作用の検定が有意な場合にのみ，サブグループごとの評価を行う。

ことが推奨されている。交互作用には，量的交互作用と質的交互作用の2種類があり，交互作用が検出されたときは統計的有意差の有無だけでなく，医学的な意義と解釈について十分な吟味が必要である（図7）。サブグループ解析は，探索的解析であり，その目的は仮説の生成と考えた方がよい。

文献

1) 手良向聡. 検定の多重性とその調整. 分子脳血管病 2013; 12: 416-418.

5 中間モニタリング

中間モニタリングとは，臨床試験の中間時点で蓄積されたデータを評価することであり，以下の3つの観点から計画され，実施される。

倫理的観点

被験者の不利益を最小にするために，試験治療の優越性または劣性が疑いなく立証された場合の早期中止を計画・実施する。また，許容できない有害事象が明らかになった場合に早期中止を実施することも重要である。

経済的観点

社会的コストを最小にするために，試験治療の有効性を示す見込みがないことが判明した場合の早期中止を計画・実施する。これは，無益性の評価と呼ばれる。

管理的観点

臨床試験の効率を向上させるために，中間時点のデータを利用することを計画・実施する。これは，適応的デザイン（後述）と深く関係している。

いかなる観点から中間モニタリングを実施するとしても，計画段階で統計的な中止や変更の規則を設定しておくことが必要である。ただし，試験途中で臨床試験を中止する，または計画を変更するかどうかという判断は，純粋に統計的な問題ではなく，臨床的・社会的な要素を考慮する必要がある。そのような判断を公正に行う場として，中間モニタリングを計画する場合には，当該臨床試験に関与しない第三者からなるデータモニタリング委員会

（効果安全性評価委員会とも呼ばれる）[1] を設置しなければならない。

1 探索的試験における中間モニタリング

医薬品の第Ⅰ相試験においては，最初のコホートで最低用量とプラセボをランダム化し，その結果を評価した上で，2番目のコホートで次の用量とプラセボをランダム化し，その結果を評価するという手順を繰り返す増量デザインを用いることが通常である．被験者（多くの場合は健常者）の安全性確保を最優先するために，ヒトでの初回投与量の設定，一つのコホート内での投与間隔などに加えて，コホートを移行する際の安全性評価を慎重に行うことが重要である．

がんの第Ⅱ相試験などでは，新規薬剤の効率的なスクリーニングを目的とした試験が実施されることが多い．そのような場合には，中間モニタリングを用いて効果が認められない薬剤を早期にふるい落とし，有望な薬剤だけを検証的試験に移行させることが重要となる．

2 検証的試験における中間モニタリング

検証的試験（主に盲検試験）のモニタリングには以下の二つの型がある．

試験モニタリング

試験の質管理を目的とし，治療効果の比較に関する情報へのアクセスを必要としない．

中間解析

割付結果を明らかにして治療群の情報にアクセスすることを必要とし，治療群間の要約情報を必要とする．

中間解析の回数，方法および結果が試験の解釈に影響するために，実施するすべての中間解析は前もって慎重に計画し，プロトコルに記述すべきである。また，中間解析結果を試験関係者が知ることによって様々な悪影響を及ぼす。例えば，登録期間中に解析結果を知ると，被験者への説明や被験者の選択に影響があり，介入期間中であれば，治療や予防などの内容に影響を及ぼす可能性がある。従って，中間解析結果はデータモニタリング委員会で審議され，試験が中止となった場合は結果を公開してもよいが，試験が継続となった場合は試験終了まで結果を試験関係者に知らせないのが通常である。

　中間解析の目的は，

1) 試験治療の優越性が疑いなく立証された場合
2) 試験治療と対照治療との適切な効果の差を示す見込みがないことが判明した場合
3) 許容できない有害事象が明らかになった場合

に試験を早期に中止することである。1) については，統計解析手法としてグループ逐次法またはそれを一般化した α 消費関数を用いる方法が一般的である（第10章参照）。2) は無益性の評価と呼ばれ，統計解析手法としては中間時点のデータに基づいて検出力（条件付き検出力）を計算する方法（確率打ち切り法と呼ばれることもある），ベイズ流予測確率を用いる方法などがある。

3　適応的デザイン

　適応的デザインは，「試験の完全性と妥当性を損なうことなく，蓄積された試験データに基づいて，前向きに計画された変更を許容する臨床試験デザイン」と定義される。ここで，完全性（integrity）とは結果の信頼性を指し，妥当性（validity）とは科

学的に正しい推論を可能にすることを指す[2]。

適応を行う規則は様々であり，割付規則（観察された反応割合によって割付確率を変える適応的ランダム化など），標本抽出規則（標本サイズの再設定など），中止規則（中間解析による早期中止など）が挙げられる。特に検証的試験において適応的デザインを利用する場合は，よい結果を得るように用量，対象，評価項目を変更することによる選択肢の多重性に関連したバイアス，計画変更の内容から中間結果を推察できるという運営上のバイアスなど，いくつかの懸念事項を計画段階で十分吟味しておく必要がある。また，計画変更の内容によっては結果の解釈が困難になる場合も考慮してデザインを検討しなければならない。

文　献

1) エレンバーグSSほか（平川晃弘監訳）．臨床試験のためのデータモニタリング委員会：実践ガイドブック．サイエンティスト社．2017．
2) Food and Drug Administration（FDA）. Adaptive Designs for Medical Device Clinical Studies: Guidance for Industry and Food and Drug Administration Staff（July 27, 2016）.

6 頻度流統計学－仮説検定

　頻度流統計学はカール・ピアソン（1857-1936）により構築され，ロナルド・フィッシャーによってほぼ体系化されたといわれている。検定については，帰無仮説とP値を用いた「有意性検定」を考案したフィッシャーの接近法と，対立仮説と検出力の概念を導入した「仮説検定」を提唱したイェジ・ネイマン（1894-1981）とエゴン・ピアソン（1895-1980）の接近法の二つがある。最近では，哲学の異なるこれら二つの接近法は現場では区別されることなく用いられている。試験デザインの観点から，対立仮説と検出力を導入することが必須であるため，本書ではネイマン-ピアソンの仮説検定について解説を行う。

　仮想例であるが，**表4**のようなC型肝炎患者1000人を対象としたランダム化対照試験の結果が得られたとする。介入は，試験薬を投与するか，または対照薬（標準的に用いられている薬剤）を投与するかのどちらかであり，主要評価項目は10年後に肝硬変が発生したか，しなかったかである。ここで，「試験薬は対照薬に比べて肝硬変の発生を減少させる」と「試験薬は対照薬に比

表4　C型肝炎患者に対するランダム化対照試験の結果

介入	肝硬変の発生		合計
	あり	なし	
試験薬	110 (0.22)	390	500
対照薬	140 (0.28)	360	500
合計	250	750	1000

べて肝硬変の発生を減少させるとはいえない」の二つの結論のどちらかを選ばなければならない状況を考える。

　まず，帰無仮説（H_0 と書く）と対立仮説（H_1 と書く）を設定する。表4の例では，H_0 は「試験薬を投与しても対照薬を投与しても肝硬変が発生する確率は等しい」，H_1 は「試験薬を投与した場合と対照薬を投与した場合では肝硬変が発生する確率は異なる」とする。ここで重要なことは，H_0 と H_1 を不平等に扱うということである。すなわち，データが H_0 に反するかどうかには注目するが，データが H_1 に反するかどうかには注目しない。その理由は，これら二つの仮説は対等でなく，「等しい」ことは証明不可能であるが，「異なる（等しくない）」ことはときに証明可能である，という論理による。

　このような対等でない仮説の二者択一問題を仮説検定の問題という。積極的な証拠があるときのみ「偽」と判断する仮説が帰無仮説であり，これに対置する仮説が対立仮説である。通常，帰無仮説を設定すれば，暗黙のうちにその否定が対立仮説と考える。もし，H_0 が正しいとすると，観察される群間差（肝硬変発生割合の介入群間での差）は，同じ規模の試験を繰り返せば，ゼロを中心に左右対称にバラツクはずである。ちなみに，表4のデータで観察された群間差は －0.06（＝ 0.22 － 0.28）であった。この値がゼロから十分離れていたら，H_0 が間違っているのではないかと考えることは理にかなっている。ただ，ゼロから十分離れているといっても，精度（標本サイズに比例）の影響を無視できないため，群間差と精度の両方を考慮してその程度を定義する必要がある。そのゼロから離れている程度を表す指標がP値である。

　すなわち，P値とは，帰無仮説（この例では，「試験薬を投与しても対照薬を投与しても肝硬変が発生する確率は等しい」）が正しいと仮定した下で，群間差が観察された値と同じか，それよりもゼロから離れた値をとる確率である。P値が極端に小さいこ

6 頻度流統計学 – 仮説検定

表5 仮説検定における2種類の誤り[1]

検定結果	母集団（真）	
	差なし	差あり
帰無仮説を受容 （差なし，と判断）	正しい	第II種の過誤 （βエラー）
帰無仮説を棄却 （差あり，と判断）	第I種の過誤 （αエラー）	正しい

$1-\beta$：検出力（power）

とは，「帰無仮説が正しいときに，このようなデータが得られる可能性が小さい」ことを意味する。仮説検定では，このP値と有意水準（事前に決めたある値）とを比べて二者択一の判断を行う。では，有意水準をどのように決めるのか。

仮説検定による判断には，第I種の過誤および第II種の過誤と呼ばれる二つの種類の過誤が存在する（**表5**）。

第I種の過誤（αエラー）は偽陽性，すなわち，それは「帰無仮説：差なし」が真の下で帰無仮説を棄却（reject）する誤りである。第II種の過誤（βエラー）は偽陰性，すなわち，それは「対立仮説：差あり」が真の下で帰無仮説を受容（accept）する誤りである。ちなみに，検出力は，「対立仮説：差あり」が真の下で帰無仮説を棄却する確率である。αエラー，βエラーは，それぞれ消費者リスク，生産者リスクと呼ばれることがある。例えば，医薬品の承認を考えたとき，αエラーは効果のない医薬品が承認されるリスク（消費者が被るリスク）に相当し，βエラーは効果のある医薬品が承認されないリスク（生産者が被るリスク）に相当する。多くの場合，αエラーの方が重要なので，αエラーがあ

る値以下になる検定方式を考え，この検定を「有意水準 a の検定」という。慣習的に，$a = 0.05$ または $a = 0.01$ がよく用いられる。

P値が有意水準よりも小さければ，帰無仮説を棄却し，「群間差はゼロでない」と判断する。そして，「試験薬を投与すると肝硬変の発生が減少する」と結論する。このとき，「検定結果は有意水準 a で有意であった（significant）」と述べる。一方，P値が有意水準よりも大きければ，帰無仮説を受容し，「群間差はゼロでない」と判断しない。そして，「試験薬を投与すると肝硬変の発生が減少する」と結論しない。「検定結果は有意水準 a で有意でなかった（not significant）」と述べる。ただし，有意でなかった場合に「帰無仮説が正しい」とはいえない。もし「有意でない ＝ 帰無仮説が正しい」ならば，データから帰無仮説を証明したことになり，先に述べた仮説検定の論理に矛盾する。また，精度の低い試験（例えば，標本サイズの小さい試験）では，有意でないという結果が得られる可能性が高く，帰無仮説が正しいということが容易に言えてしまう。

大まかに言うと，「検定統計量 Z ＝（推定値－真の値）／標準誤差」は，標本サイズが大きくなれば標準正規分布に従う，という中心極限定理を用いて，P値を計算することができる。先の例では，(差の)推定値 ＝ －0.06，(差の)真の値 ＝ 0 [帰無仮説]，(差の)標準誤差は，

$$\sqrt{\frac{試験薬群の発生割合(1-試験薬群の発生割合)}{試験薬群の対象数} + \frac{対照薬群の発生割合(1-対照薬群の発生割合)}{対照薬群の対象数}}$$

となることから，試験薬群の発生割合 ＝ 対照薬群の発生割合 ＝ 0.25（＝ 250/1000）を代入すると，検定統計量 Z は，

$$Z = \frac{推定値 - 真の値}{標準誤差}$$

$$= \frac{-0.06 - 0}{\sqrt{\dfrac{0.25\,(1-0.25)}{500} + \dfrac{0.25\,(1-0.25)}{500}}}$$

$$= -2.19$$

となり，標準正規分布のパーセント点からP値は0.028と計算される。その結果，有意水準0.05で有意であり，「群間差はゼロではない」と判断する。そして，「試験薬を投与すると肝硬変の発生が減少する」と結論する。なお，このような割合の差の検定は，Zを二乗した値が自由度1のカイ二乗分布に従う（Zの値が標準正規分布に従うことと同値）ことから，カイ二乗検定と呼ばれることが多い。

文　献

1) 手良向聡. 理学療法士のための統計学：基礎編. 理学療法京都 2016; 45: 2-5.

7 頻度流統計学－推定と信頼区間

推定には2種類ある。一つは点推定であり，もう一つは区間推定である。点推定は推定値を単一の値で表すが，推定値に幅をつけて精度を示した方が情報量は多い。その区間は信頼区間と呼ばれ，それは仮説検定の考え方を使えば比較的容易に導くことができる。ここでは，**表4**の数値を変更した**表6**の仮想例を用いて説明する。

表6　C型肝炎患者に対するランダム化対照試験の結果（数値変更）

介入	肝硬変の発生		合計
	あり	なし	
試験薬	7 (0.44)	9	16
対照薬	12 (0.86)	2	14
合計	19	11	30

第6章で述べたように，(差の) 真の値を δ [デルタ] とすると，(差の) 推定値は -0.42 ($= 0.44 - 0.86$) なので，検定統計量 Z は以下の式から計算できる。

$$Z = \frac{-0.42 - \delta}{\sqrt{\frac{0.44\,(1-0.44)}{16} + \frac{0.86\,(1-0.86)}{14}}}$$

ただし，このときの標準誤差は第6章での式と異なり，δ が0でないと仮定して各群の発生割合と対象数から計算されている。$\delta = 0$ の場合が「帰無仮説：群間差＝0」の検定となるが，例

えば，$\delta = -0.2$ という検定を行うこともできる．上の式に $\delta = -0.2$ を代入すると，検定統計量 Z は -1.42 となり，P 値は 0.16 となる．この結果から，「帰無仮説：群間差 $= -0.2$」は有意水準 0.05 で棄却されない．このように，δ を動かして仮説検定を繰り返すと，「有意水準 0.05 で有意になる δ」と「有意水準 0.05 で有意にならない δ」のどちらかに δ を分類でき，「有意水準 0.05 で有意にならない δ の値」は，データと矛盾しない δ の集まりと考えることができる．

すなわち，信頼区間とは，仮説検定で棄却されない真の値の集まりから構成できる．有意水準 a に対応する信頼係数 $(1-a)$ の信頼区間は $(1-a) \times 100\%$ 信頼区間と呼ばれる．先の例では有意水準 0.05 を用いたので，95% 信頼区間となる．標準正規分布の両側 5 パーセント点が 1.96 なので，95% 信頼区間 = 推定値 $\pm 1.96 \times$ 標準誤差と計算でき，**表 6** の例では，群間差の 95% 信頼区間は $(-0.72, -0.12)$ となる．ちなみに，「95% 信頼区間がゼロを含まない」ことが，「帰無仮説：$\delta = 0$ は有意水準 0.05 で有意である」ことに対応している．このように，仮説検定と信頼区間は表裏一体である．ただし，仮説検定では，ある有意水準で有意であったか，なかったか，という情報しか与えてくれないのに対し，推定（信頼区間）は，ある有意水準で有意であったか，なかったか，だけでなく，効果の大きさがどの程度であるかが分かる．

上記のように構成される信頼区間の解釈を以下に述べる．同じ規模の研究を何回も実施したと想定して，1 回ごとに信頼区間を計算するということを繰り返すと，そのうちの 95% は真の値を含む，というのが信頼係数 95% の意味である．1 回の研究から得られた信頼区間が真の値を含む確率ではない．頻度流統計学では真の値は定数と考えているので，その確率は 0 か 1 である．

8 標本サイズ設定と検出力解析

　臨床試験に参加していただく被験者の人数（標本サイズ）は科学性，倫理性，実施可能性のバランスを考慮して決める必要があり，多すぎても少なすぎてもいけない。

　統計的に有意な結果を得たいという欲求が強く働くと標本サイズを大きくしたくなる。一方，被験者のリスクなどを最小限にしたいと考え，実施可能性を考慮すると，標本サイズを可能な限り小さくしたくなる。しかしながら，被験者数が不足した試験を行って統計的な決定方式（頻度流の場合は仮説検定，ベイズ流の場合は事後確率による決定方式）で決定できない，すなわち結論が保留となったとき，本当に効果がなかったから結論を得られなかったのか，標本サイズが小さかったために結論が得られなかったのかを区別することができない。貴重な資源を使って，このような「結論を得ることのできない臨床試験」を行ったこと自体が倫理的でないと言うこともできる。特に検証的試験においては，主要評価項目から設定される関心のあるパラメータ，統計的仮説，および決定方式に基づいて，臨床試験を開始する前に標本サイズを計算することが必須である。なお，実施可能性の面から標本サイズに制約があるような場合は，標本サイズを固定して，その決定方式の検出力（頻度流では 1 −［第 II 種の過誤確率］，ベイズ流ではそれに相当するもの）を算出しておくことが重要である。

　標本サイズ設定には試験開始時点における情報を最大限利用するものの，一時的な仮定に基づく概算であることに注意が必要である。例えば，ある癌の補助化学療法の臨床試験において，標準治療を受ける患者の 5 年生存率を予測する場合，利用できる情報の正確度や精度には大きなバラツキがあり，それらを要約する方

法は一つではない。

9 頻度流の標本サイズ設定

　抗がん剤の第Ⅱ相臨床試験の例を用いて，頻度流の標本サイズ設定の方法を説明する。主要評価項目は腫瘍反応の有無であり，抗がん剤に反応して腫瘍が縮小した場合を「反応あり」，そうでない場合を「反応なし」（2値の分類変数）とする。ここで知りたいことは，その薬剤に一定以上の有望な効果があるかどうかである。このような型の試験はスクリーニングを目的とした探索的試験として他の疾患領域でも一般的に行われている。反応割合を関心のあるパラメータとし，この薬剤に効果がないと考える反応確率の上限を「閾値」と呼ぶ。ここで，帰無仮説は「反応確率は閾値以下である」，対立仮説は「反応確率は閾値を超える」とする。ここまで設定し，後は有意水準（αエラー）を決めれば仮説検定は可能であるが，標本サイズを設定するためには，この薬剤の反応確率がどのくらい期待できるかという「期待値」，および検出力（またはβエラー）を定める必要がある。

1　2項検定に基づく標本サイズ設定

　今，閾値（p_0）を0.3，期待値（p_1）を0.5，許容できるエラーの大きさとして，αエラーを0.1，βエラーを0.2と設定する。標本サイズを1から始めて順に1ずつ増やしていき，25になったとき，図8のような図が書ける。

　帰無仮説（$p_0 = 0.3$）の下での反応数の分布は2項分布という分布に従うので，濃い色のヒストグラムのようになる。一方，ある対立仮説（$p_1 = 0.5$）の下での反応数の分布は薄い色のヒスト

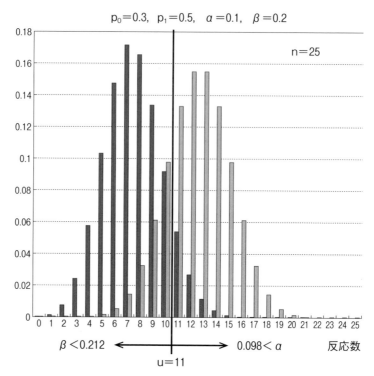

図8　標本サイズが25のときの2つの2項分布とエラーの大きさ

グラムのようになる。ここで，反応数が11以上のときにこの薬剤が有効であると決定すれば，αエラーは反応数が11以上の濃い色部分の確率の和，すなわち0.098となり，αエラーは許容範囲となる。しかしながら，そのときのβエラーは反応数が10以下の薄い色部分の確率の和，すなわち0.212であり，エラーの許容範囲を超えている。従って，標本サイズ25ではエラーの条件を満たさないことが分かる。さらに標本サイズを1ずつ増やしていき，32となったときの図を示す（図9）。

このとき，反応数14以上でこの薬剤は有効であると決定すれば，αエラーは0.069，βエラーは0.189と許容範囲に収まる。従っ

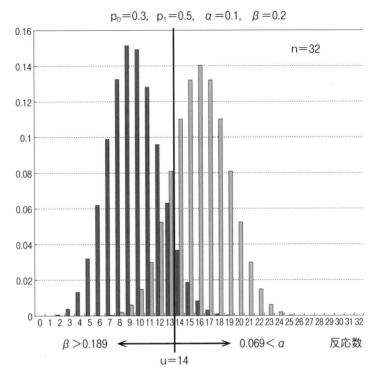

図9 標本サイズが32のときの2つの2項分布とエラーの大きさ

て,標本サイズ32はエラーの条件を満たしている。このような手順で,ある特定の条件を満たす最小の標本サイズを探すというのが,仮説検定に基づく標本サイズ設定の基本的な手順である。

ここで注意すべきことは,横軸に標本サイズ,縦軸に検出力をとると,標本サイズを増やしても検出力は単調に増加しない(図10)。これは2項分布が連続分布ではなく離散分布であるという性質による。結果として,検出力0.8の条件を満たす最小の標本サイズは30であるが,31では検出力が低下して条件を満たさなくなる。通常,それ以上の標本サイズがすべて条件を満たす最小の標本サイズを選択するという規則が用いられ,この場合は32

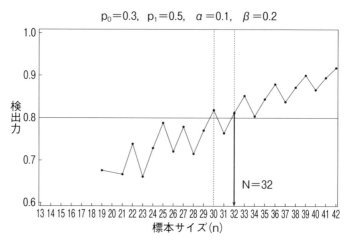

図10 標本サイズと検出力の関係（2項検定に基づく方法）

が必要標本サイズとなる。

　ちなみに，一般に用いられるほとんどの検定手法（t検定，カイ二乗検定，ログランク検定など）は，検定統計量がt分布，正規分布，カイ二乗分布などの連続分布に漸近的に従うことを利用しているため，標本サイズと検出力は単調な関係（標本サイズを増やせば，検出力は高くなるという関係）になる。

2　2段階デザインに基づく標本サイズ設定

　単群臨床試験において，効果がない治療であれば早期に試験中止を行う目的で，試験途中で1度だけ中間モニタリングを行う2段階デザインがよく利用されている。最もよく知られているのは，サイモンの最適2段階デザインおよびミニマックス2段階デザインである[1]。

　2項検定に基づく場合と同様に，閾値（p_0）を0.3，期待値（p_1）を0.5，許容できるエラーの大きさとして，αエラーを0.1，βエラーを0.2と設定する。この場合，図11に示すように，第1段

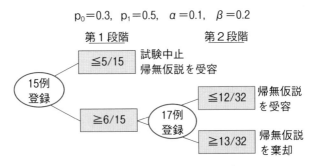

図11　サイモンの最適2段階デザイン

階で15例を登録・治療し，反応数が5以下であれば，試験を中止し，帰無仮説を受容（その治療は有望でないと主張）する。反応数が6以上であれば，さらに17例を追加して登録・治療する。試験終了後，反応が32例中12例以下であれば帰無仮説を受容し，13例以上であれば帰無仮説を棄却して，その治療は有望であると主張する。ちなみに，最適2段階デザインは，帰無仮説の下での期待標本サイズを最小にし，ミニマックス2段階デザインは最大標本サイズを最小にするという条件で標本サイズを設定する。

　このような頻度流デザインは，計画通りに試験が行うことができれば，第Ⅰ種および第Ⅱ種の過誤を厳密に制御するという意味で優れている。しかしその反面，例えば先の例で，第1段階での対象数が15例でなく14例，16例，17例と予定から変更されたときには，第1段階の棄却値，全体の第Ⅰ種および第Ⅱ種の過誤をすべて計算し直す必要が生じる。頻度流の方法は，デザインと解析が一体となっているため，すべてが計画通りに進んだときには優れた性能を発揮するが，計画通り進まなかったとき，または計画を変更することがあらかじめ定められているとき（適応的デザイン）には，その長所が短所に変わる。特に探索的試験において，厳密な過誤の制御よりも決定の柔軟性を重視しようとす

ると，頻度流の方法の限界が明らかになってくる。

文　献

1) Simon R. Optimal two-stage design for phase II clinical trials. Controlled Clinical Trials 1989; 10: 1-10.

10 頻度流統計学の問題点

1 統計的有意性とP値の問題

　　2016年3月，統計家が所属する世界最大の組織である米国統計協会（ASA: American Statistical Association）が統計的推論の利用に関する科学の実践を変えることを意図して，「統計的有意性とP値に関する声明」を出し，様々な学問分野で大きな反響を呼んだ[1]。特に医学分野では，データに基づく統計的推論が不可欠であり，この警告は大きな意味を持つ。この声明には以下の6つの原則が述べられている。

1. P値は，データがある特定の統計モデルとどのくらい適合していないかを示すことができる。
2. P値は，調べている仮説が正しい確率，またはデータが偶然だけによって生成された確率を測るものではない。
3. 科学的結論および経営的/政策的判断は，P値がある特定の閾値を超えたかどうかだけに基づいてなされるべきではない。
4. 適切な推論は完全な報告および透明性を要する。
5. P値または統計的有意性は，効果の大きさまたは結果の重要性を測るものではない。
6. P値は，それだけではあるモデルまたは仮説に関する証拠のよい尺度ではない。

　　原則1の「統計モデル」というのは，仮説検定においては「帰無仮説」と置き換えてもよい。
　　原則2は，P値はある特定の仮想的な説明（例えば，帰無仮説）に関するデータについての言明であり，説明自体についての言明

ではないことを述べている。帰無仮説が真である確率は，Pr（帰無仮説｜データ），すなわち，データで条件付けたときに帰無仮説が正しい確率，と形式的に書くことができるが，これがまさにベイズ流の確率に相当する。

原則3は，実践的には0.05のような閾値を設定して決定を行わなければならないことが多いが，それを超えたかどうかだけに頼って科学的知見は評価できないことを述べている。

原則4が述べているのは，有意になったP値だけを選んで報告すべきではないということである。これは，このあと説明する検定の多重性の問題にも関連しているが，研究者は行った仮説検定の数，行ったすべての統計解析，および計算したすべてのP値を開示しなければならない。

原則5は，統計的有意性は科学的または社会的に意味があることと同じではないということを述べている。P値は標本サイズに大きく依存するため，P値だけから効果の大きさを知ることはできない。

原則6は，文脈や他の証拠とともにP値を解釈しなければならず，データ解析はP値を計算して終わりにすべきではないことを含意している。

2　検定の多重性

検定の多重性とは，「同じデータセットに対して検定を繰り返し行うと，検定の回数に比例して，第Ⅰ種の過誤確率が大きくなること」を指す。臨床試験においては，多重比較（比較したい群が三つ以上ある場合），多重評価項目（主要評価項目が複数ある場合），経時測定データ評価（評価したい時点が複数ある場合），サブグループ解析（第4章参照），中間解析（第5章参照）の際に検定の多重性が生じる。このような可能性がある場合は，計画段階で十分吟味し，プロトコルに適切な解析方法を明記しなけれ

ばならない。以下に，多重比較と中間解析について，問題とその対処法について述べる。

1) 多重比較

比較したい群が三つ以上ある臨床試験においては，通常，複数の比較（例えば，A群 対 B群，A群 対 C群）に関心があり，これは多重比較と呼ばれる。分散分析という統計手法と関連して，古くから多くの調整法が提案されている。最も簡便な調整法であるボンフェローニ法をワイン貯蔵庫の例で説明する。

例えば，20本に1本（= 0.05）の割合で不良品のワインが混入している貯蔵庫からランダムに2本ワインを選んだとき，2本のうちどちらかが不良品である確率はどうなるか，という問題を考える。答えは，2本とも良品のワインである確率＝（1本が良品）×（1本が良品）= 0.95 × 0.95 = 0.9025 なので，どちらか1本が不良品の確率 = 1 －（2本とも良品）= 1 － 0.9025 = 0.0975 である。言い換えると，有意水準0.05の独立な検定を2回行って，どちらかが有意になる確率は0.0975になることに相当する。そこで，不良品の割合を1/2（= 0.025）にすれば，2本とも良品のワインである確率 = 0.975 × 0.975 = 0.9506 となり，どちらか1本が不良品の確率 = 1 － 0.9506 = 0.0494 と 0.05 より小さくなる。ボンフェローニ法は，「個々の検定の有意水準＝全体の有意水準／検定する回数」とする調整法である。しかしながら，この方法は検定回数が増えると保守的，すなわち有意になりにくい傾向があるため，状況に合わせてテューキー法，ダネット法など様々な調整法が利用されている[2]。

2) 中間解析

第5章で述べた通り，中間解析の目的は，1) 試験治療の優越性が疑いなく立証された場合，2) 試験治療と対照治療との適切

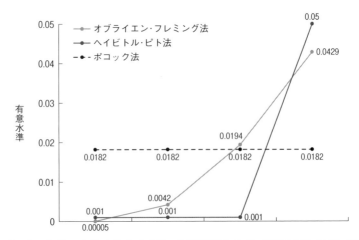

図 12　全体の有意水準を 0.05，中間解析を 3 回（解析を計 4 回）行う計画の場合の 3 種類のグループ逐次法の各解析時点での調整された有意水準[3]

な効果の差を示す見込みがないことが判明した場合，3）許容できない有害事象が明らかになった場合に試験を早期に中止することである。検定の多重性が問題になるのは 1）の場合である。その調整法として，グループ逐次法と呼ばれる方法が一般に用いられている。そのいくつかの方法の調整後の有意水準を図 12 に示す。最も利用されているオブライエン・フレミング法は，早期の有意水準をかなり小さくし，最終解析において 0.05 に近づける方法である。最近では，解析時点を柔軟に扱えるようにグループ逐次法を一般化した α 消費関数に基づく方法がよく用いられる[4]。

多重性の問題を正しく認識して対処することは，特に検証的試験においては必須である。これらは標本サイズの設定にも関連することから臨床試験の計画段階で統計家を含めて検討すべきことであり，データを解析する段階で気付いたとしても対処できない場合がほとんどである。

文献

1) Wasserstein RL, et al. American Statistician 2016; 70: 129-133.
2) 永田靖, 吉田道弘. 統計的多重比較法の基礎. サイエンティスト社. 1997.
3) 手良向聡. 検定の多重性とその調整. 分子脳血管 2013; 12: 416-418.
4) ジェニソンCほか（森川敏彦, 山中竹春訳）. 臨床試験における群逐次法－理論と応用.（株）シーエーシー. 2012.

コラム 「P値は試験計画に依存する」

二人の医師が患者にある薬剤を投与して, その効果を確かめようとしている. ひとりの医師は20人の患者にその薬剤を投与する臨床試験を計画する（試験計画Aと呼ぶ）. もうひとりの医師も同じ目的で, 6人の失敗が観測された時点で試験を終了するという計画を立てる（試験計画Bと呼ぶ）. その結果, どちらの医師も14人の成功と6人の失敗を観察したとする. すなわち, 試験から得られた結果は同じであるが, 試験計画Aと試験計画Bは試験を中止・終了する規則が異なっていたという状況を考える.

今, 帰無仮説を「真の成功確率は0.5以下である」, 対立仮説を「真の成功確率は0.5より大きい」とした仮説検定を行うとする. 試験計画Aの場合, 真の成功確率を与えた下での成功数の分布は2項分布に従うことが分かっている. 成功数が14及びそれよりも大きい値となる確率の和がP値となり, 片側P値0.058が得られる（図13）. 一方, 試験計画Bの場合, その分布は負の2項分布という分布に従うことが分かっている. この場合, 片側P値0.032が得られる（図14）. 結果は同一にもかかわらず, 試験計画（試験を中止・終了する規則）が違えば, 異なるP値が得られるという例である. また, この例から分かるようにP値の大きな特徴は, 実際に観察された値の確率（この例では, 成功数が14の値の確率）のみでなく, 実際には観察されていない値の確率（この例では, 成功数が15以上の値の確率）に依存するということである.

このことから, 頻度流統計学は尤度原理（likelihood principle）に従っていないといわれることがある.［尤度原理については,「第3部：3.8節」p.114を参照］

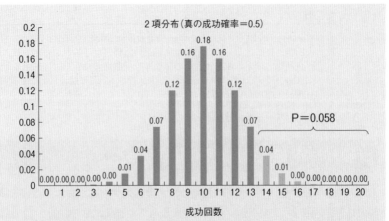

図 13 試験計画 A（20 人を治療したら試験を終了する）から得られる P 値

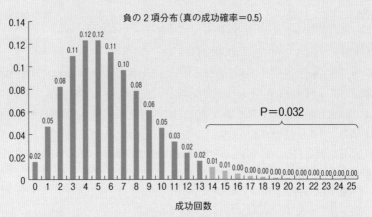

図 14 試験計画 B（6 人の治療が失敗したら試験を終了する）から得られる P 値

第 2 部

ベイズ流
臨床試験デザイン

11　ベイズ流統計学

　医学・生物学分野においては，検査結果から個人の有病確率を推定する際にベイズの定理は古くから利用されており，データ解析にベイズ流の統計モデル（ベイズ流階層モデルなど）を適用した事例も数多い。ベイズ流接近法は，パラメータの不確実さを事前分布で表し，そこにデータを加えることによって事後分布を導くという一連の過程に基づく（図1）。その主な特長は以下の通りである。

1. 解釈が容易な「確率」だけを用いて整合性のある推測と意思決定を行うことができる
2. 標本サイズに関わらず事前分布を事後分布に更新して推測ができる
3. 予測分布を用いて試験結果を予測することができる

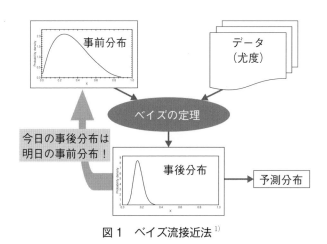

図1　ベイズ流接近法[1]

頻度流統計学とベイズ流統計学の本質的な違いは，以下のように述べることができる。

1. 頻度流統計学

第10章のコラム「P値は試験計画に依存する」において，真の成功確率を与えた下で，2項分布または負の2項分布からP値を計算した。頻度流では，パラメータを与えた下で，データをランダム（確率変数）と考え，パラメータで条件付けたデータの確率，すなわち

$$p（データ｜パラメータ）$$

を計算する。ここに，pは確率変数の確率密度関数または確率質量関数である。

2. ベイズ流統計学

データを与えた下で，パラメータをランダム（確率変数）と考え，データで条件付けたパラメータの確率，すなわち

$$Pr（パラメータ｜データ）$$

を計算する。

臨床試験の方法論は1950年からの約30年間でほぼ確立し，そこでは統計的評価の方法として頻度流の仮説検定・推定が主に用いられてきた。しかしながら，近年の計算技術の発展に伴い，ベイズ流接近法の利用が拡大している。

米国の食品医薬品局（Food and Drug Administration: FDA）では医療機器の臨床試験にベイズ流統計学を積極的に活用するため，2010年にガイダンスを作成した（第3部参照）。その「2.1節 ベイズ流統計学とは？」（p.94）には，「ベイズ流統計学は，証拠が集まるにつれて，その証拠から学習を行う一つの接近法である。臨床試験において，伝統的な（頻度流の）統計的方法は，

デザイン段階でのみ，先行試験からの情報を用いることが可能である。その後，データ解析段階では，これらの試験からの情報は正式な解析の一部としてではなく，それを補足するものと見なされる。対照的に，ベイズ流接近法は，関心のある数量に関する事前の情報を現在の情報と正式に結合するために，ベイズの定理を用いる。ベイズ流の考え方は，事前情報と試験結果とを一つの連続的なデータの流れの一部と見なすことであり，そこでの推測は新しいデータが利用可能になるたびに更新されていく。」と述べられている。

ベイズ流接近法は，確率だけですべてを表すという単純さ，データを逐次評価する際の柔軟さ，頻度流接近法よりも複雑な問題を扱えるなどの面から優れている。ただし，臨床試験デザインの観点からは，効率的なスクリーニングを重視する探索的臨床試験にはベイズ流接近法の相性がよく，最終的に有効性を確認することを重視する検証的臨床試験には頻度流接近法の相性がよいという側面もあり，状況に応じて使い分けることが必要である。

ベイズ流統計学の基本理論については数多くの成書があるが，初学者にとっては松原（2008, 2010）が参考になり，医学分野に特化した成書としては，Lesaffre E（2012：宮岡監訳, 2016）が参考になる。ベイズ流臨床試験については，Spiegelhalter ほか（2004），Berry ほか（2011），Yin（2012：手良向・大門訳, 2014）などが優れた参考書である。

文　献

1) 手良向聡. 理学療法士のための統計学：基礎編. 理学療法京都 2016; 45: 2-5.

手良向聡, 大門貴志訳. 産業界およびFDAスタッフのためのガイダンス「医療機器の臨床試験におけるBayes統計学の利用に関するガイダンス」. 臨床評価 2010; 38: 291-326.
手良向聡, 大門貴志. FDA「医療機器の臨床試験におけるBayes統計学の利用に関するガイダンス」について. 臨床評価 2010; 38: 327-334.

松原望. 入門ベイズ統計. 東京図書. 2008.

松原望. ベイズ統計学概説－フィッシャーからベイズへ. 培風館. 2010.

Lesaffre E, Lawson AB. Bayesian Biostatistics. John Wiley & Sons, 2012.（宮岡悦良監訳. 医薬データ解析のためのベイズ統計学. 共立出版. 2016.）

Spiegelhalter DJ, Abrams KR, Myles JP. Bayesian Approaches to Clinical Trials and Health-Care Evaluation. John Wiley & Sons, 2004.

Berry SM, Carlin BP, Lee JJ, Muller P. Bayesian Adaptive Methods for Clinical Trials. CRC Press, 2011.

Yin G. Clinical Trial Design – Bayesian and Frequentist Adaptive Design. John Wiley & Sons, 2012.（手良向聡, 大門貴志訳. 臨床試験デザイン－ベイズ流・頻度流の適応的方法. メディカル・パブリケーションズ. 2014.）

12 事前分布，尤度，事後分布，予測分布

ベイズ流統計学の本質は，「事前分布」と「尤度」から「事後分布」を導くこと，また「事後分布」から「予測分布（事後予測分布ということもある）」を導くことである．以下に2値評価項目の単群臨床試験の仮想例を用いてその具体的方法を説明する．その例はある抗がん剤の効果を調べる試験で，評価項目は腫瘍反応の有無（成功または失敗），関心のあるパラメータは成功確率

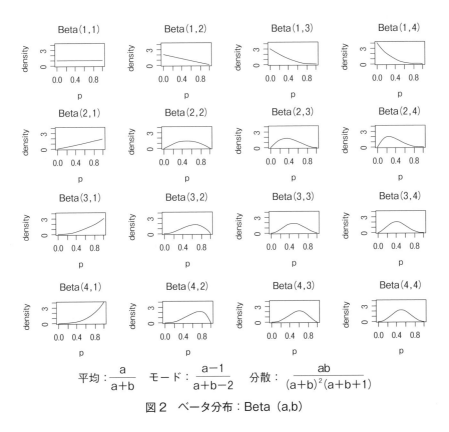

平均：$\dfrac{a}{a+b}$ モード：$\dfrac{a-1}{a+b-2}$ 分散：$\dfrac{ab}{(a+b)^2(a+b+1)}$

図2 ベータ分布：Beta (a,b)

とする。

　成功確率に関する事前情報がないのであれば，成功確率の事前分布を一様分布（成功確率は0から1の範囲で等しいBeta (1,1) と表わされるベータ分布）を仮定し得る。ベータ分布（Beta (a,b) と表す）は図2のようにaとbの値を変えることによって様々な形状を表すことができる便利な分布である。なお，このaとbは，パラメータが従う分布のパラメータであることから，超パラメータ (hyper parameter) と呼ばれる。

　臨床試験を実施して被験者20名に治療を行ったところ（ここでは，20名の根拠は問わない。標本サイズの設定については第13章で述べる。），14名に「腫瘍反応あり（成功）」，6名に「腫瘍反応なし（失敗）」という結果が得られたとする。確率変数である成功数は，被験者数と成功確率により規定される2項分布（Bin（被験者数，成功確率）と表す）に従う。これを（被験者数を与えた下で）成功確率の関数とみなしたものを尤度と呼ぶ。次

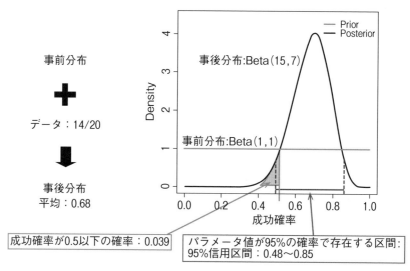

図3　事前分布から事後分布へ[1]

に，ベイズの定理，すなわち事後分布は事前分布×尤度に比例するという定理を用いて，事前分布と尤度を結合し，事後分布 Beta (15, 7) = Beta (1+14, 1+6) を得る（図3）。このように事前分布と事後分布が同じ分布型，この場合はベータ分布，となる性質は共役と呼ばれ，その詳細はコラム「共役解析」で解説する。

　このように更新された事後分布から，この治療の成功確率の平均は 0.68（= 15/(15+7)），95%信用区間（パラメータ値が95%の確率で存在する区間）は 0.48 ～ 0.85，成功確率が 0.5 以下の確率は分布下面積から 0.039 と得られる。

　この事後分布から，引き続き5名の被験者に同じ治療を行ったときに何名の被験者に成功が観察されるかという予測分布（ベータ2項分布という分布となる）を得ることもできる（図4）。[事前分布，尤度，事後分布，予測分布，および解析については，「第3部:3.3節，3.4節，3.5節，3.6節，5.1節，5.2節，5.3節，5.4節」を参照]

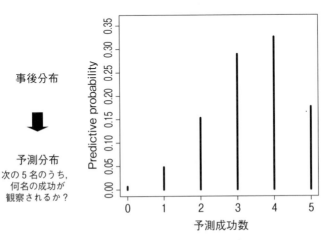

図4　事後分布から予測分布へ [1]

文 献

1) 手良向聡. 臨床試験デザイン. 京都府立医科大学雑誌 2014; 123: 769-777.

コラム 「共役解析」

第12章での事例のように，事前分布と事後分布が同じ型の分布（ベータ分布）になるという性質を共役性と呼び，このような解析を共役解析と呼ぶ。この性質によって，事後分布の計算が著しく簡単になり，ベータ分布の場合は，

事前分布：$\text{Beta}(a, b) \propto \theta^{a-1}(1-\theta)^{b-1}$
尤度：2項分布 $\text{Bin}(n, \theta) \propto \theta^y(1-\theta)^{n-y}$

ここに，n は被験者数，θ は成功確率，y は成功数。
ベイズの定理により，

事後分布 $\propto$ 事前分布×尤度
$\propto \theta^{a+y-1}(1-\theta)^{b+n-y-1}$
$= \text{Beta}(a+y, b+n-y)$

と事後分布が計算できる。よく利用される共役事前分布はベータ分布のほかに，正規分布，ガンマ分布があり，事後分布が容易に計算できる。また，事前分布に含まれる情報量を標本サイズに置き換えたものは有効標本サイズ（effective sample size）と呼ばれ，ベータ分布の場合は a+b である。第12章の例では，事前の情報量2（= 1+1）が20例のデータが追加されることによって22（=（1+14）+（1+6））に増えたとみなすことができる。

13 単群臨床試験デザイン

　同時対照群を置かない単群臨床試験は，探索的臨床試験の大部分を占め，その主目的は，治療効果に対する確定的な証拠を得ることではなく，有望な治療をスクリーニングすることである。単群試験デザインの多くは，効果が認められない場合は試験を早期中止することが望ましい致死的な疾患（主に悪性腫瘍）の領域で開発されてきた。悪性腫瘍領域では，1960年代から多くの頻度流デザインが提案され，1990年代以降ベイズ流デザインがいくつか提案されている。また，最近では再生医療などを含む様々な領域において，比較的小規模な標本サイズで効果を確認するPOC（proof of concept）試験というタイプの臨床試験が行われている。その主要評価項目は，ほとんどが2値分類変数であるため，本章では2値評価項目のみを扱う。その他の型の評価項目（連続変数，時間イベント変数など）を用いる場合，関心のあるパラメータや想定する分布が異なってくるが，ここで述べる考え方自体は変わらない。

　ベイズ流の方法は，事後分布に基づく方法，予測分布に基づく方法，効用（または損失）関数を明示的に用いる決定理論に基づく方法の三つに大きく分類できる。このうち，決定理論に基づく方法は効用を含む多くのパラメータを設定する必要があり，あまり実践的ではないため本書では取り扱わない。

1 標本サイズ設定

　標本サイズ設定とは，臨床試験を行う前に終了規則（最大何人の被験者を対象とするか，またはどういう条件を満たせば試験を終了・中止するかというような規則）を決定しておくことである。

ベイズ流本来の考え方では，標本サイズ設定を行う必要はなく，意思決定に十分な情報が得られたと判断した時点で試験を終了すればよい．しかしながら，多くの臨床試験においては，資源の確保など実践上の理由により標本サイズ設定を行う必要がある．ここでは，事後確率に基づく方法と事前予測確率に基づく方法を解説する．

ある治療法を評価する単群臨床試験において，各被験者の結果は「成功」または「失敗」のどちらかであり，関心のあるパラメータは「成功確率」とする．成功確率の「目標値」は，その治療法の成功確率がその値を超える確率が高ければ，その治療法は有望であると考える値である．通常は，標準治療における過去のデータを参考に設定する．一方，「期待値」は，その治療法に期待される成功確率であり，目標値より大きい値が設定される．ちなみに，頻度流の方法では,「目標値」を「閾値」と呼ぶことがあるが，ここまでの考え方は頻度流とベイズ流に違いはない．[標本サイズ設定については,「第3部：4.7節」p.125参照]

1.1 事後確率に基づく方法

まず，ベイズ流の方法に共通であるが，試験開始時に利用できる情報に基づいて成功確率の事前分布を設定しなければならない．事前分布の設定については，このあと「2. 事前分布の設定方法」において詳しく述べる．ここでは，試験終了時に，成功確率の事後分布に基づいて，「成功確率が目標値を超える確率がある値よりも大きいので有効」，または「成功確率が期待値を超えない確率がある値よりも大きいので無効」という二者択一の決定が行えるように標本サイズを決定する[1]．具体的には，結果の確かさの程度を表す二つの値 η（イータ）と ζ（ゼータ）を設定し，データを与えた下で成功確率が「目標値」を超える事後確率（図5）が η より大きい，すなわち

Pr(成功確率 > 目標値 | データ) ≥ η

ならば「有効」と判断し、成功確率が「期待値」を超えない事後確率（**図6**）がζより大きい、すなわち

Pr(成功確率 < 期待値 | データ) ≥ ζ

ならば「無効」と判断する。

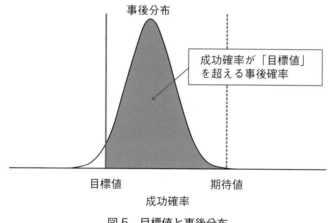

図5 目標値と事後分布

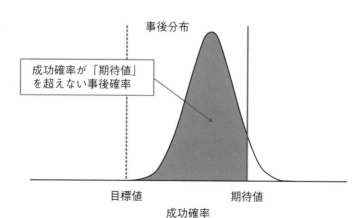

図6 期待値と事後分布

この規準に基づいて，標本サイズ n における成功数の棄却値（「有効」と「無効」を分ける値であり，成功数がこの値より大きいとき「有効」と判断する）を u_n とすると，

Pr（成功確率 > 目標値 | 成功数 = u_n）≥ η

かつ

Pr（成功確率 < 期待値 | 成功数 = $u_n - 1$）≥ ζ

を満たす整数 n と u_n の組み合わせから最小の n として標本サイズ N を決定する。厳密に言うと，ここでの最小の n とは，その n 以上のすべての整数では上の二つの規準を満たしている必要がある。通常，η と ζ は 0.8 ～ 1.0 の範囲で設定される。

ただし，この方法は標本サイズが結果的に N より大きくなった場合に「有効」かつ「無効」という矛盾した判断に直面する可能性があり，その意味であまり好ましい方法とは言えない。

事例 13.1（肺癌臨床試験）

説明のため，局所進行または転移性かつ既治療の非小細胞肺癌患者に対する S-1 とドセタキセルの第 II 相単群試験[2]の事例を用いる。この試験の主要評価項目は腫瘍縮小の有無，すなわち腫瘍が一定以上縮小した場合（完全反応または部分反応の場合）は「成功」，そうでない場合は「失敗」である。標本サイズは頻度流の方法で設定され，帰無仮説（目標値に相当）を 9%，対立仮説（期待値に相当）を 25%，α = 0.1，β = 0.1 として必要標本サイズは 34 と設定された（2項分布の正規近似に基づく方法）。臨床試験の結果，腫瘍縮小割合は 18.4%（7/38，90% 信頼区間：9.0% to 31.8%）であった。

事前分布を無情報（一様）事前分布 Beta(1,1) とし，目標値 9%，期待値 25%，η = 0.9，ζ = 0.9 として事後確率に基づくベイズ

流標本サイズ設定を行うと，必要標本サイズは29（棄却値は5）となる．

1.2 事前予測確率に基づく方法

この方法は，まだ観察されていないパラメータとまだ観察されていないデータの両方における不確実さを考慮し，解析事前分布（analysis prior distribution）とデザイン事前分布（design prior distribution）を用いることから，二つの事前分布に基づく接近法と呼ばれている[3]．解析事前分布はパラメータの不確実さを表し，解析時に事後分布を計算するために用いられる．すなわち，ここまで単に事前分布と呼んでいたものに相当する．

一方，デザイン事前分布はデータの不確実さを表し，デザイン時，すなわちデータを得る前に，データの事前予測分布を計算するために用いられる．「目標値」とデザイン事前分布の関係は図7のようになるが，デザイン事前分布は先述した「期待値」を分布で表現したもの，すなわちこれから得られるデータが従うであろう分布とみなすことができる．

標本サイズの計算には，これら二つの事前分布のほかにλ（ラ

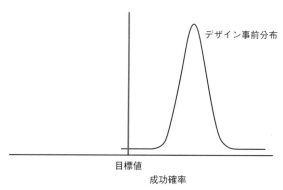

図7 目標値とデザイン事前分布

ムダ）と γ（ガンマ）という二つの値を決める必要がある。このうち，λ は先述した η に相当する値で，事後確率が以下の規準

Pr（成功確率 > 目標値｜データ）$\geq \lambda$

を満たした場合に治療法は「有効」と判断し，そうでない場合は「無効」と判断する。

ここで，標本サイズ n における成功数の棄却値を u_n とすると，

Pr（成功確率 > 目標値｜成功数 = u_n）$\geq \lambda$

という結果が得られるであろう事前予測確率が γ 以上という規準を満たす整数 n と u_n の組み合わせから最小の n として標本サイズ N を決定する。この事前予測確率は頻度流での検出力に相当すると解釈できるため，「ベイズ流検出力」と呼ばれることもあり，γ はそれに対して設定する値である。厳密に言うと，ここでの最小の n とは，その n 以上のすべての整数では上の二つの規準を満たしている必要がある。通常，λ と γ は 0.8 〜 1.0 の範囲で設定される。

標本サイズ設定の具体的手順について図 8 を用いて説明する。ここでは「目標値」を 60% とし，デザイン事前分布を成功確率のモードが 80% かつ有効標本サイズが 12（= 9 + 3）のベータ分布，すなわち Beta(9,3) とする。解析事前分布は無情報事前分布 Beta(1,1) とし，$\lambda = 0.8$，$\gamma = 0.8$ とする。標本サイズを探索するために，n = 3 からスタートして規準を満たすまで n を増やしていくこととする。n = 3 のとき，得られる成功数は 0, 1, 2, 3 の 4 通りである。解析事前分布 Beta(1,1) からそれぞれの事後分布 Beta(1 + 成功数, 1 + 3 − 成功数) を導き，成功確率が「目標値」である 60% を超える確率（網かけ部分の曲線下面積）を算出すると，それぞれ 0.026, 0.179, 0.525, 0.870 となる。このうち，$\lambda = 0.8$ を超えているのは成功数が 3 の場合だけである。

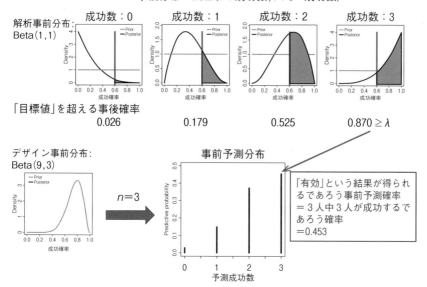

図8 ベイズ流標本サイズ設定の手順 (n = 3)

次に，デザイン事前分布 Beta(9,3) を与えた下で，これから3人を治療したときの成功数の予測分布（事前予測分布）を計算する。これにより，3人のうち何人が成功するかを確率で表すことができる。λに関する規準を満たしているのは成功数3の場合だけなので，3人中3人が成功する事前予測確率に注目する。この確率は0.453である。これがベイズ流検出力に相当するが，この確率は設定したγの値0.8より小さいため，γに関する規準を満たしていない。この手順を n = 4，n = 5 と繰り返すと，**表1**のようになる。本来，事前予測確率はnが増えるにつれて上昇すべきであるが，第9章の2項検定に基づく方法のときと同様に，尤度（2項分布）が離散分布であるという性質により，単調増加とならない。

このような計算を繰り返し，「有効」という結果が得られるで

表 1　ベイズ流標本サイズ設定 (n = 3,4,5)

n	成功数	成功確率が「目標値」を超える確率	成功確率が「目標値」を超える確率が γ より大きいかどうか	成功数の棄却値	事前予測確率	「有効」という結果が得られるであろう事前予測確率
3	0	0.026	No		0.028	
	1	0.179	No		0.148	
	2	0.525	No		0.371	
	3	0.870	Yes	3	0.453	0.453
4	0	0.010	No		0.011	
	1	0.087	No		0.066	
	2	0.317	No		0.198	
	3	0.663	No		0.363	
	4	0.922	Yes	4	0.363	0.363
5	0	0.004	No		0.005	
	1	0.041	No		0.031	
	2	0.179	No		0.103	
	3	0.456	No		0.227	
	4	0.767	No		0.340	
	5	0.953	Yes	5	0.295	0.295

あろう事前予測確率が設定した γ を超える最小の値を探す．この例では，$\gamma = 0.8$ の規準を満たす標本サイズ N は 104（棄却値は 67）と計算される．

具体的には，デザイン事前分布 Beta(a, b) は分布のモードと有効標本サイズ (a + b) から以下の式で設定する．ここに n^D は分布のバラツキの大きさを表すパラメータであり，$n^D = a + b - 2 =$ 有効標本サイズ -2 という関係にある．

$$a = モード \times n^D + 1$$
$$b = (1 - モード) \times n^D + 1$$

表2 必要標本サイズ

λ	γ	デザイン事前分布のモード					
		70%		75%		80%	
		n^D		n^D		n^D	
		100	∞	100	∞	100	∞
0.8	0.7	59	51	26	23	15	15
	0.8	112	72	40	32	21	18
	0.9	> 200	112	67	48	32	26
0.9	0.7	110	80	44	38	23	20
	0.8	185	110	60	46	29	26
	0.9	> 200	155	102	69	46	38

目標値：60%, 解析事前分布 Beta (1,1)

n^D が無限大の特殊なケースはただ一つの値のみをとる確率分布であり，退化分布（degenerate distribution）と呼ばれる。表2に目標値60%，解析事前分布 Beta(1,1) の場合の必要標本サイズを示す。デザイン事前分布のモードが目標値から離れるほど，また有効標本サイズが大きくなるほど，必要標本サイズは減少する。また，λとγを大きくするほど，必要標本サイズは増加する。

事例 13.2（肺癌臨床試験）

事例 13.1 の肺癌臨床試験において，解析事前分布を Beta(1,1) とし，目標値を9%，デザイン事前分布をモード25%かつ n^D = 100 のベータ分布 Beta (26,76)，λ = 0.9，γ = 0.9 として事前予測確率に基づくベイズ流標本サイズ設定を行うと，必要標本サイズは37（棄却値は6）となる。

以下に計算に用いた R コードとそのアウトプットを示す。ここでは，パッケージ LearnBayes[4] を用いている。

表3 肺癌臨床試験における必要標本サイズの比較
(主要評価項目:腫瘍縮小の有無,目標値:9%,期待値:25%)

方法	頻度流 (2項分布の正規近似)	ベイズ流 (事後確率)	ベイズ流 (事前予測確率)
確率閾値	$\alpha = 0.1$, $\beta = 0.1$	$\eta = 0.9$, $\zeta = 0.9$	$\lambda = 0.9$, $\gamma = 0.9$
解析事前分布	—	無情報(一様) Beta (1,1)	無情報(一様) Beta (1,1)
デザイン事前分布	—	—	モード25%, $n^D = 100$ Beta (26,76)
必要標本サイズ	34*	29	37

*2項検定に基づく場合は40

Rコード:

```
library( LearnBayes )

# 目標値を超える事後確率の計算
pre.post.beta<-function(a_a, b_a, p0, delta, n)
{
ys<-0:n
pn.s<-(1- pbeta(p0 + delta, a_a + ys, b_a + n-ys))
dist <- round (cbind(n, ys, pn.s), 4)
return(dist)
}
# 事前予測確率の計算
pred.dist<-function(n_d, p_d, a_d, b_d, lambda, n, s, pn. s)
{
if(n_d == -1) {
    md.s<-dbinom(s, n, p_d)}
else {
    ab_d = c( a_d, b_d )
    md.s<-pbetap(ab_d, n, s)}
cum.md.s<-0
```

```
for(i in n:s){
    if(n_d == -1){
        wk.md.s<-dbinom(i, n, p_d)}
    else {
        wk.md.s<-pbetap(ab_d, n, i)}
    cum.md.s<-cum.md.s + wk.md.s}
dist<-round(cbind(n, s, pn.s, md.s, cum.md.s), 4)
return(dist)
}
```
入力が必要な値：
解析事前分布 Beta(a,b) の第1引数：a_a
解析事前分布 Beta(a,b) の第2引数：b_a
デザイン事前分布のバラツキを表すパラメータ：n^D(ただし、$n^D = \infty$ のときは、n_d = -1 とする)
デザイン事前分布のモード：p_d
目標値：p0 + delta(p0 はヒストリカル対照における推定値、delta は上乗せ部分の意味で2つに分けているが、通常は delta = 0 という設定が用いられる)
確率閾値 λ：lambda
確率閾値 γ：gamma
標本サイズ計算の始点：start(通常は1とする)
標本サイズ計算の終点：end(通常は200程度とする)

```
calc_pns_mds<-function(a_a = 1, b_a = 1, n_d = 100, p_d
= 0.25, p0 = 0.09, delta = 0, lambda = 0.9, gamma = 0.9,
start = 1, end = 200)
{
a_d<-0
b_d<-0
if(n_d!=-1){
    a_d<-n_d*p_d + 1
    b_d<-n_d*(1-p_d) + 1
}
a<-c(0)
x<-c(0)
for(i in start:end){
    a<-pre.post.beta(a_a, b_a, p0, delta, i)
    if(max(a[,3])>lambda){
```

```
            n<-a[a[,3] == min(a[a[,3]>lambda,3]),1]
            s<-a[a[,3] == min(a[a[,3]>lambda,3]),2]
            pn.s<-a[a[,2] == s,3]
            b<-pred.dist(n_d, p_d, a_d, b_d, lambda, n, s,
            pn.s)
            x<-rbind(b, x)
            }
        }
        n<-max(x[x[,5]<gamma,1]) + 1
        if(max(x[,5])<gamma){
            print('N is too small !')
            print(max(x[,5]))
        }else{
            y<-data.frame(
                n = round(n),
                u = round(x[x[,1] == n,2]),
                pn.s = round(x[x[,1] == n,3], 4),
                md.s = round(x[x[,1] == n,4], 4),
                pr.d = round(x[x[,1] == n,5], 4))
            print('---result---')
            print(y)
        }
}
calc_pns_mds()
```

アウトプット：
```
"---result---"
  n  u  pn.s    md.s    pr.d
1 37 6 0.9495 0.0776 0.9052
```

n：必要標本サイズ

u：棄却値（成功数がu以上の場合に有効と判断する）

pn.s：6/37という結果が得られたときの目標値を上回る事後確率（設定したλ以上の値となる）

pr.d：6/37という結果が得られたときの「有効」という結果が得られるであろう事前予測確率（設定したγ以上の値となる）

コラム 「頻度流の標本サイズ設定との関係」

デザイン事前分布が退化分布（$n^D = \infty$）のとき，事前予測確率に基づくベイズ流の標本サイズは頻度流における第Ⅰ種の過誤確率を$1-\lambda$，第Ⅱ種の過誤確率を$1-\gamma$として，2項検定に基づく方法に基づく標本サイズ（第9章参照）とほぼ同じ値になる（表4）。この関係を知っておくと実務上役立つことがある。

表4 頻度流の標本サイズとの関係

λ	γ	デザイン事前分布のモード					
		70%		75%		80%	
		ベイズ流 ($n^D=\infty$)	頻度流	ベイズ流 ($n^D=\infty$)	頻度流	ベイズ流 ($n^D=\infty$)	頻度流
0.8	0.7	51	57	23	27	15	16
	0.8	72	76	32	35	18	22
	0.9	112	115	48	52	26	30
0.9	0.7	80	92	38	42	20	24
	0.8	110	119	46	53	26	30
	0.9	155	162	69	73	38	42

目標値：60%，解析事前分布 Beta (1,1)

2 事前分布の設定方法

前項で述べたベイズ流標本サイズの設定においては，（解析）事前分布 Beta(a, b) を特定することが必要である。事前分布は，関心のあるパラメータ（先の例では成功確率）に関する知識をデータの観察に先立って定量化する確率分布である。ベータ事前分布の超パラメータaとbの値を決定する主な方法を以下に示す。

方法1：
過去に実施された類似の臨床試験が存在する場合，その総対象

者数を a + b（a を成功数，b を失敗数）とする。ここで，先行試験とこれから行う試験データを同等の重みで併合，すなわち Beta(a, b) とするか，先行試験の情報量を一定の割合 d で割り引いて，Beta(a × d, b × d) とするかである。この方法を一般化したものは power prior と呼ばれる。

方法 2：

事前情報に基づく成功確率の平均 M と分散 V から以下の式を用いて a と b を求める。

$$a = \frac{M[M(1-M) - V]}{V}$$

$$b = \frac{(1-M)[M(1-M) - V]}{V}$$

この事前情報は，過去に実施された類似の臨床試験やそれらの要約，あるいは専門家の意見から得られた情報を含む。

方法 3：

利用できる事前情報が存在しないため，a = b = 1 とする。これは無情報事前分布，または一様事前分布と呼ばれることがある。

方法 1 または方法 2 を用いて設定された事前分布は，臨床的な根拠に基づくという意味で臨床（clinical）事前分布と呼ばれることがある。また，結果の頑健性を評価するために，懐疑的（sceptical）事前分布（治療効果について懐疑的あるいは悲観的な態度を表す）や熱狂的（enthusiastic）事前分布（治療効果について熱狂的あるいは楽観的な態度を表す）のような操作的な事前分布を用いることも可能である。［事前分布の設定方法については，「第 3 部：4.5 節」p.118 参照］

3　中間モニタリング

　試験への中間モニタリングの導入は任意であるが，難治性の重篤な疾患を対象とする場合は，期待した効果が得られそうにないときの「無効中止」を考慮すべきである。通常，中間モニタリングで効果が明らかになったとしても，より精度の高い効果に関する推定値を得ること，またできるだけ多くの安全性情報を得ることが優先されるため，「有効中止」を行うことは稀である。しかしながら，非常に有望な新規治療を評価するときには「有効中止」を考慮したくなる場合もある。また，中間モニタリングを導入する際には，効果および安全性の評価が最低限可能な標本サイズの下限（最小標本サイズ）を決めておくことを推奨する。さらに，中間モニタリングの回数，設定した値によって動作特性（頻度流の第Ⅰ種の過誤や第Ⅱ種の過誤など）がどの程度変化するかについての感度分析も重要である。［ベイズ流デザインの動作特性の評価については，「第3部：4.8節」p.127 参照］

　中間モニタリングの方法には，事後確率に基づく方法と予測確率に基づく方法の二つがある。［中間モニタリング（中間解析）の方法については，「第3部：5.5節」p.136 参照］

3.1　事後確率に基づく方法

　中間時点での事後成功確率が目標値を超える確率がある値（τ_U）より大きい場合に「有効」として臨床試験を中止する。すなわち，

Pr（成功確率 > 目標値｜データ）> τ_U

となったときに中止する。また，中間時点での事後成功確率が目標値を超える確率がある値（τ_L）より小さい場合に「無効」として臨床試験を中止する。すなわち，

Pr（成功確率 > 目標値 | データ）< τ_L

となったときに中止する。通常、τ_U は 0.8 ～ 1.0 の範囲、τ_L は 0.0 ～ 0.2 の範囲で設定される。

事例 13.3（再生医療臨床試験における効果の中間モニタリング）

糖尿病性潰瘍に対する自家培養真皮を用いた創床形成療法の評価を行う臨床試験の実例[5]を用いて効果の中間モニタリングを解説する。主要評価項目は創傷改善の有無であり、培養真皮貼付3週時点で良好な肉芽が創面の60%以上で形成されれば、「成功」、そうでない場合は「失敗」と定義された。標本サイズは頻度流の方法で11例（閾値：5%、期待値：35%、片側有意水準：0.05、検出力：0.9、1標本カイ二乗検定）と設定された。効果があれば早期中止（有効中止）して次のステップへ、効果がない場合も早期中止（無効中止）して製品や手術手技を改良したいと考え、最初の登録5例および8例の時点で中間モニタリングを計画した。成功確率の事前分布を Beta (1,1) とし、最初の5例を観察した

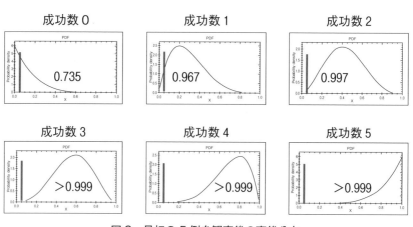

図9　最初の5例を観察後の事後分布

時点での事後分布および事後確率が閾値（5%）を超える確率は，図9のようになる。実際の結果は100%（5/5）であり，その確率はほぼ1であったため，この治療は有効として試験は早期中止された。

事例13.4（新規抗がん剤臨床試験における安全性の中間モニタリング）

　新規抗がん剤の臨床試験（数値などについては実際のものから一部変更）に基づいた事例を紹介する。目標被験者は100例とし，治療関連死の発生確率が5%を超えるような新規抗がん剤は安全性に問題がある，すなわち安全性の許容値（目標値）は5%という設定で臨床試験が行われた。試験開始後，治療関連死が2例観察された時点で試験のスポンサーが検討を開始した。その時点で治療を完了または中止していた被験者は30名であった。事前分布をBeta(1,1)とすると，治療関連死の割合2/30というデータを加えて事後分布はBeta(3,29)となる（図10）。ここで発生確

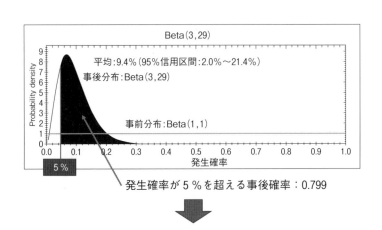

図10　治療関連死（2/30）を観察後の事後分布

率が5%を超える確率を計算すると0.799となった。データモニタリング委員会で協議したところ，この確率では試験を中止する証拠としてはやや不十分として試験を継続することとした。

その後10名の被験者に治療を行ったところで2名の治療関連死が観察され，再びデータモニタリング委員会で検討が行われた。前回の事後分布Beta(3,29)を事前分布として，2/10というデータを加えると事後分布はBeta(5,37)となる（**図11**）。治療関連死の発生確率が5%を超える確率は0.947と上昇し，この時点で安全性に問題があるという十分な証拠が認められたとして試験を中止すべきという勧告がなされた。

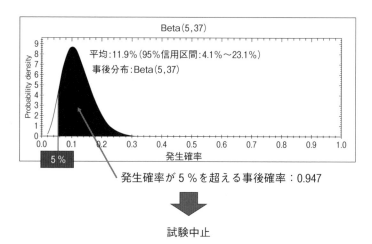

図11 治療関連死（4/40）を観察後の事後分布

3.2 予測確率に基づく方法

標本サイズN，棄却値uと設定された臨床試験を考える。中間時点（n人のうち，s人が成功という結果が得られた時点）で，残りのN−n人を追加したときに，累積の予測成功数がuを超える確率（言い換えると，最終的に有効と判断される予測確率）が

τ_U よりも大きい場合に「有効」として試験を中止する。また、その予測確率が τ_L よりも小さい場合に「無効」として試験を中止する。通常、τ_U は 0.8 ～ 1.0 の範囲、τ_L は 0.0 ～ 0.2 の範囲で設定される。

事例 13.5（肺癌臨床試験、図 12）

事例 13.2 において、標本サイズは 37、棄却値は 6 と設定された。効果の中間モニタリングは、最初に登録された 10 例および 20 例の時点で 2 回行うこととし、$\tau_U = 1.0$（有効中止はしない）および $\tau_L = 0.1$ という計画で試験を開始したとする。

1 回目の中間モニタリング時点での成功割合は 10%（1/10）であった。解析事前分布 Beta(1,1) から事後分布 Beta(2,10) が導かれ、その事後分布から残り 27 例のうち何例が成功するかという予測分布が得られる。27 例中 5 例以上の成功が得られるであろう確率（= 0.429）が、最終的にこの治療が有効と判断される予測確率である。この確率が事前に設定した無効中止の規準（$\tau_L = 0.1$）より大きいため、試験は継続される。

2 回目の中間モニタリング時点での成功割合は 25%（5/20）であった。事後分布は Beta(6,16) と更新され、残り 17 例のうち何例が成功するかという予測分布が得られる。17 例中 1 例以上の成功が得られるであろう確率（= 0.980）は無効中止の規準 $\tau_L = 0.1$）より大きいため、試験は継続される。

最終解析における成功割合は 18.4%（7/38）であった。成功確率の事後分布は Beta(8,32) となり、成功確率が目標値 9% を超える事後確率は 0.979 と見積もられた。この値は事前に設定した λ（= 0.9）を超えているため、本治療は有効であると判断される。

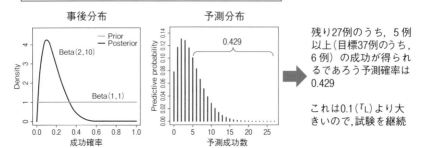

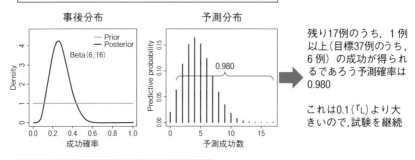

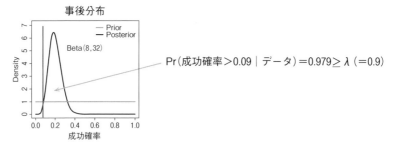

図12　予測確率に基づく中間モニタリング

4 方法の選択と実施手順

ここまで説明した標本サイズ設定と中間モニタリングの方法は自由に組み合わせることが可能であるが，ベイズ流においては，事後確率に基づく標本サイズと中間モニタリング，予測確率に基づく標本サイズと中間モニタリングなど一貫性のある決定方式がより望ましい。

ここでは，事前予測確率に基づく標本サイズ設定を行い，予測確率に基づく中間モニタリングを計画した場合の実施手順について述べる。

試験開始前：
1. 試験統計家は臨床試験チームのメンバーと協同して，事前情報（先行研究の結果など）を収集し，目標値および事前分布（解析事前分布とデザイン事前分布）の特性について決定する。
2. 試験統計家はλとγの値を設定して標本サイズを決定する。
3. 中間モニタリングの計画を立てるため，試験統計家は必要な情報（目的，時期など）を収集した上で，シミュレーションにより動作特性を評価し，実施時期および中止規則（τ_Uとτ_L）を決定する。

試験開始後：
1. 患者が試験に逐次的に登録される。
2. 事前に定めた中間モニタリング時点ごとに，試験統計家（またはデータモニタリング委員会）が中間モニタリングを行い，中止規則に基づいて中止または継続の判定後，試験のスポンサーにその結果を勧告する。試験のスポンサーはその勧告に基づいて，中止または継続を決定する。
3. データ固定後の最終解析において，試験統計家は成功確率の事後分布とその要約値（平均と信用区間）を推定するとともに，

統計解析報告書を作成する。

5 標本サイズの再設定

中間モニタリングを行った際に、その中間時点までの情報を用いて、その後の標本サイズを見直すというデザインは標本サイズ再設定（sample size re-estimation）と呼ばれる。2値評価項目の単群試験において提案されているものの一つがベイズ流予測標本サイズ選択デザイン（Bayesian Predictive Sample size Selection Design: PSSD）であり、その方法の概略は以下のとおりである[3]。

1. 計画時に、臨床的デザイン事前分布（臨床的に妥当と考えられるデザイン事前分布）を用いて標本サイズNを設定するとともに、懐疑的デザイン事前分布（やや保守的に見積もったデザイン事前分布）を用いて最大標本サイズNmaxを設定する（図13）。

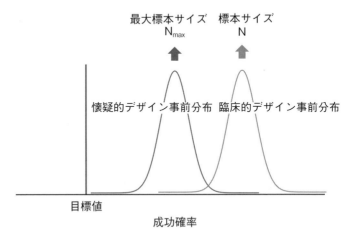

図13　目標値と二つのデザイン事前分布

2. 予測確率を用いた効果の中間モニタリングを複数回計画し，1回目の中間モニタリングの結果に基づいて，計算された予測確率の値から

A）無効のため試験を中止する
B）標本サイズをNとして試験を継続する
C）標本サイズをNmaxとして試験を継続する

の三つの選択肢のうち，一つを選択する。
3. 2回目以降の中間モニタリングは，1回目に選択された標本サイズ（NまたはNmax）に基づく予測確率を用いて行う。

事例13.6（肺癌臨床試験，図14）

事例13.1の肺癌臨床試験において，事前分布をBeta(1,1)とし，目標値9％，臨床的デザイン事前分布をモード25％かつ$n^D = \infty$のベータ分布（退化分布），$\lambda = 0.9$，$\gamma = 0.8$として事前予測確率に基づくベイズ流標本サイズ設定を行うと，標本サイズNは21（棄却値は4）となる。一方，懐疑的デザイン事前分布をモード20％かつ$n^D = \infty$のベータ分布（退化分布），その他の設定は上と同じとすると，最大標本サイズNmaxは39（棄却値は6）となる。効果の中間モニタリングは，最初に登録された10例および20例の時点で2回行い，中止規則は$\tau_U = 1.0$（有効中止はしない）および$\tau_L = 0.1$として試験を開始したとする。

1回目の中間モニタリング時の成功割合は10％（1/10）であった。解析事前分布Beta(1,1)から事後分布Beta(2,10)が導かれ，その事後分布からNについての予測分布（残り11例のうち何例が成功するかという分布）が得られる。11例中3例以上の成功が得られるであろう確率（= 0.293）が，最終的にこの治療が有効と判断される予測確率である。この確率が事前に設定した無効中止の規準（$\tau_L = 0.1$）より大きいため，試験は継続される。ここで，同時にNmaxについての予測確率（残り29例のうち何例

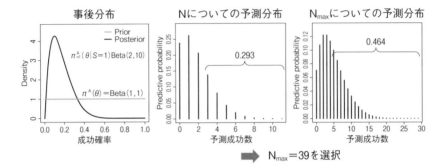

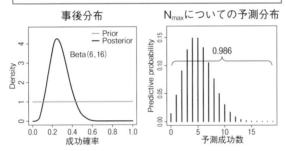

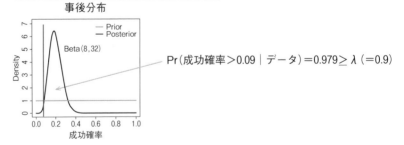

図14　予測確率に基づく中間モニタリングと標本サイズ再設定

が成功するかという確率の分布）が得られる。29例中5例以上の成功が得られるであろう確率は0.464である。この確率とNについての予測確率0.293を比較すると，Nmaxについての予測確率の方が大きいので，この時点でNmaxを最終的な標本サイズとして選択する。

2回目の中間モニタリング時の成功割合は25%（5/20）であった。事後分布はBeta(6,16)と更新され，残り19例のうち何例が成功するかという予測分布が得られる。19例中1例以上の成功が得られるであろう確率（= 0.986）は無効中止の規準（$\tau_L = 0.1$）より大きいため，試験は継続される。

最終解析における成功割合は18.4%（7/38）であった。事後分布はBeta(8,32)となり，成功確率が目標値9%を超える確率は0.979と見積もられた。この値は事前に設定したλ（= 0.9）を超えているため，本治療は有効であると判断される。

6 効果と安全性を組み合わせた中間モニタリング

これまでは効果または安全性の中間モニタリングのどちらかだけを考えていたが，両者を組み合わせて中間モニタリングを行う方法に拡張することも可能である[6]。その場合は，5．で述べた方法に，安全性に関する事後確率に基づく中間モニタリングを追加することになる。効果のモニタリングに比して，安全性のモニタリングをより頻回に実施したいこともあるため，それらの中間モニタリング時点は一致していなくてもよい。

方法としては，許容できる有害事象確率の最大値（安全性の許容値）および確率閾値ω_Tを設定し，中間モニタリング時点で

Pr（有害事象確率 > 安全性の許容値 | データ）> ω_T

のときに，安全性に問題があるとして試験を中止する。通常，ω_Tは0.8〜1.0の範囲で設定される。

文 献

1. Whitehead J, Valdés-Márquez E, Johnson P, et al. Bayesian sample size for exploratory clinical trials incorporating historical data. Stat Med 2008; 27: 2307-2327.
2. Yanagihara K, Yoshimura K, Niimi M, et al. Phase II study of S-1 and docetaxel for previously treated patients with locally advanced or metastatic non-small cell lung cancer. Cancer Chemother Pharmacol 2010; 66: 913-918.
3. Teramukai S, Daimon T, Zohar S. A Bayesian predictive sample size selection design for single-arm exploratory clinical trials. Statistics in Medicine 2012; 31: 4243-4254.
4. アルバート J (石田基広, 石田和枝訳). Rで学ぶベイズ統計学入門. 丸善出版. 2012.
5. Morimoto N, Ito T, Takemoto S, et al. An exploratory clinical study on the safety and efficacy of an autologous fibroblast-seeded artificial skin cultured with animal product-free medium in patients with diabetic foot ulcers. Int Wound J 2014; 11: 183-189.
6. Teramukai S, Daimon T, Zohar S. An extension of Bayesian predictive sample size selection designs for monitoring efficacy and safety. Stat Med 2015; 34: 3029-3039.

14　2群臨床試験デザイン

　本章では対照群と新治療を用いた試験群に被験者をランダムに割付けるランダム化対照試験を想定する．第13章で述べた方法を2群にそのまま拡張すると，目標値を対照群の成功確率に置き換えて，事後確率が以下の規準

Pr（試験群の成功確率 ＞ 対照群の成功確率｜データ）≥ λ

を満たした場合に治療法は「有効」と判断し，そうでない場合は「無効」と判断すればよい．ただし，目標値という定数と異なり，対照群の成功確率はある分布に従うパラメータのため，単群試験の場合に比べると，上式左辺の正確な確率の計算はかなり複雑になる．

　従って，本章では，効果の尺度（割合の差，オッズ比，ハザード比，平均値の差など）を関心のあるパラメータとしてシミュレーションを用いた方法を解説する．この方法は，効果の尺度を自由に設定できるという利点があり，正確な計算に比べると計算的な負荷も小さい．

1　標本サイズ設定

　ここでは，第13章で述べた事前予測確率に基づく標本サイズ設定の方法，すなわち二つの事前分布（解析事前分布とデザイン事前分布）を用いる方法が基本となる．ここで，第3章で述べた同等範囲（range of equivalence）または無関心域（indifference zone）という考え方が役立つ（図15）[1,2]．なお，同等範囲の考え方はベイズ流特有のものではなく，頻度流の区間帰無仮説という考え方と同じである．また，この方法を用いれば，同等範囲の

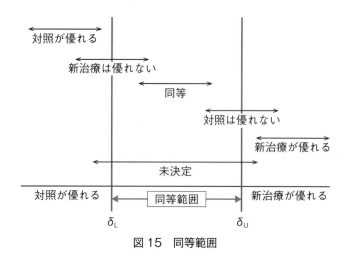

図15　同等範囲

設定の仕方によって頻度流での優越性試験，非劣性試験，同等性試験などを統一的に扱える．

シミュレーションを用いる標本サイズ設定の手順は以下のとおりである．ここでは，パラメータの値が正のときに新治療の効果が優れると仮定し，判定の指標として95％信用区間を用いる．

1. 効果の尺度を表すパラメータ（例えば，成功確率の差）を設定し，同等範囲の下限（δ_L）と上限（δ_U）を設定する．ちなみに，δ_Lとδ_Uを0（またはある正の値）とすれば，頻度流での優越性試験となり，δ_Lとδ_Uをある負の値（いわゆる非劣性マージン）とすれば，非劣性試験となる．
2. パラメータの解析事前分布を設定する．
3. パラメータのデザイン事前分布を設定し，その分布から標本サイズNのデータを発生させる．
4. パラメータの解析事前分布と手順3で発生させたデータをベイズの定理を用いて結合して生成された事後分布からパラメー

タの95%信用区間を求める。
5. パラメータの95%信用区間が同等範囲（**図15**）とどのような位置関係にあるかを判定し，6種類の判定結果のいずれかに分類する。
6. 標本サイズおよびデザイン事前分布をいくつか設定し，手順3から手順5を適当な回数（例えば，1000回）繰り返し，各判定結果に分類される割合を算出し，その割合に基づいて動作特性（頻度流の第I種の過誤，第II種の過誤など）を評価して必要な標本サイズを決定する。

2 中間モニタリング

2.1 事後確率に基づく方法

例えば2群間の成功確率の差を関心のあるパラメータとしたとき，試験の中間時点で，確率

$$\Pr(成功確率の差 > \delta_U | データ)$$

が十分大きい場合に新治療は有効として試験を中止し，確率

$$\Pr(成功確率の差 < \delta_L | データ)$$

が十分大きい場合には対照が有効（または新治療は無効）として試験を中止するという規準が考えられる。また，

$$\Pr(成功確率の差 > \delta_U | データ)$$

が十分小さい場合に新治療が有効である見込みが少ないとして中止するという規準を設けることも可能である。

2.2 予測確率に基づく方法

有意な結果が得られる確率を計算するという発想は，頻度流においては「確率打ち切り法」という方法で，主に無益性の評価に

用いられてきた．その場合は，中間データを与えた下で，残りのデータが対立仮説に従うと仮定して計算される条件付き検出力がその指標として一般的に用いられる．すなわち，条件付き検出力が十分小さいときに，その試験を最後まで続けても有意な結果が得られる可能性は低い（無益）として試験を中止する．

頻度流の標本サイズ設定（または，決定方式）にベイズ流の中間モニタリングを組み合わせるハイブリッドな方法では，条件付き検出力を中間時点の事後分布で平均化する予測検出力を指標として，試験中止の判断が行われる．その場合，標本サイズ設定のときの検出力の計算に事前分布を用いていないため，事前分布をどのように設定するかという問題は残るが，無情報事前分布を用いるのが一般的である．

ベイズ流では，標本サイズ設定にも中間モニタリングにも予測確率を用いれば，矛盾のない一貫した決定方式を構築することが可能である．

文　献

1. Spiegelhalter DJ, Abrams KR, Myles JP. Bayesian Approaches to Clinical Trials and Health-Care Evaluation. John Wiley & Sons, 2004.
2. Berry SM, Carlin BP, Lee JJ, Peter Müller. Bayesian Adaptive Methods for Clinical Trials. CRC Press, 2011.

15 メタアナリシス

　質の高い証拠を系統的に収集し，総合的評価を行う系統的レビュー（systematic review）という方法論が開発され，結果を定量化するための統計解析手法としてメタアナリシス（meta-analysis）が発展してきた[1]。ここでは，メタアナリシスの一般的な手法を説明し，そこで用いられているベイズ流階層モデル（Bayesian hierarchical model）を含む統計モデルについて解説する。

1　結果の異質性

　メタアナリシスにおける各試験の結果のバラツキには次の三つの要素がある。

　　・試験内のバラツキ
　　・試験間の治療効果のバラツキ
　　・試験間の対照群リスクのバラツキ

　まず，「試験内のバラツキ」とは，試験ごとの治療効果の推定に伴うバラツキで，通常，ランダムな誤差と考える。次の「試験間の治療効果のバラツキ」は，「結果の異質性（heterogeneity）」と呼ばれ，オッズ比，リスク比，ハザード比などの効果の尺度で表現される効果の大きさ（effect size）が試験間で一様でないことを意味する。統計的な表現を用いると，異質性が存在するとは，治療効果と試験の交互作用が存在することを意味する。なお，交互作用には量的交互作用と質的交互作用がある。三つ目の対照群リスクは，一般に潜在リスクと呼ばれているが，母集団リスク，ベースラインリスクと同義である。「試験間の対照群リスクのバラツキ」とは，対照群におけるアウトカム（例えば，死亡割合な

ど）が試験間で異なることを意味する。通常，そのバラツキ自体に関心はないが，対照群リスクに代表される各試験の患者特性と効果の大きさとの関連を評価したい場合がある。

2　結果の統合

結果を統合するためには，まず各試験で得られた結果をある効果の尺度を用いて表す必要がある。次にその尺度で表された各試験の効果の大きさをある方法で統合して統合推定値を得る。

統計モデルは，大きく二つに分けることができる。一つは，試験間の治療効果のバラツキを偶然誤差と扱う固定効果モデル（fixed effects model），もう一つは，試験間の治療効果のバラツキ（異質性）を考慮して，各試験をある集団からのサンプル，すなわち変量として扱う変量効果モデル（random effects model）である。また，変量効果モデルにおける確率分布のパラメータ，すなわち超パラメータの不確実さを考慮したベイズ流階層モデルは複雑なモデリングが可能で拡張が容易であるため，最近ではよく用いられている。

2.1　固定効果モデル

固定効果モデルでは，各試験の真の効果の大きさは同一であると仮定し，各試験の観察された効果はその共通の真の効果に標本誤差を加えたものと仮定する（図16）。統合推定値を得る考え方は，各試験を層とみなした一般的な層別解析（stratified analysis）と同じであり，逆分散法，Mantel-Haenszel 法，Peto 法などが代表的な方法である。

2.2　変量効果モデル

変量効果モデルでは，各試験の真の効果の大きさは試験ごとに異なり，観察された効果の大きさは各試験の真の効果に標本誤差

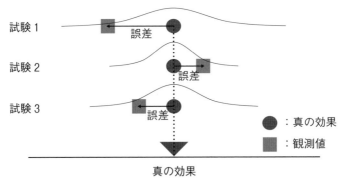

図 16　固定効果モデル

を加えたものと仮定する．また，真の効果はある分布（例えば，正規分布）に従っていると仮定する（図 17）．すなわち，試験間の効果の大きさに潜在的な異質性があることを許容するモデルである．統合推定値の信頼区間に各試験内のバラツキしか反映していない固定効果モデルに比べて，試験間のバラツキを考慮する変量効果モデルはより保守的と言える．効果の大きさの試験間分散の推定にモーメント法を用いる方法（DerSimonian-Laird 法）がよく利用されており，その他にも最尤法，制限付き最尤法を用いる方法などがある．

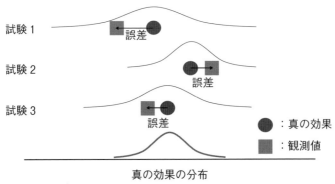

図 17　変量効果モデル

2.3 ベイズ流階層モデル

変量効果モデルでは，パラメータ（平均や分散）を定数と考えているが，これら確率分布のパラメータ（超パラメータ）にさらに確率分布を考える。ベイズ流接近法では，すべてのパラメータの不確実性を考慮でき，それらのパラメータの事後分布や予測分布を得ることができる。このモデルにおいては，各試験を交換可能（exchangeable）と仮定する。[交換可能性については，「第3部：3.7節」p.111を参照]

近年では，治療法の直接的な対比較のみでなく，利用可能な臨床試験をすべて用いて，直接比較と間接比較を合わせた結果から治療法の優劣を評価するネットワーク・メタアナリシスと呼ばれる手法が開発されている。その計算は複雑であるが，その解析にはベイズ流階層モデルが標準的に用いられている[2]。

ベイズ流階層モデルにおいては，事後分布からパラメータの事後標本を抽出する必要があり，そのために，マルコフ連鎖モンテカルロ（Markov chain Monte Carlo: MCMC）アルゴリズムなどが用いられている。[ベイズ流階層モデルについては，「第3部：4.6節」p.121参照]

事例15.1（肺癌臨床試験のメタアナリシス）

図18は，非小細胞肺癌切除後の補助免疫化学療法（OK-432）を評価したランダム化対照試験の文献に基づくメタアナリシスの結果である[3]。文献検索によって最終的に11の臨床試験が選択され，治療群および対照群ごとの手術後5年時点での死亡数からオッズ比が算出された。統合オッズ比の推定にはMantel-Haenszel法，オッズ比の異質性の検定にはBreslow-Day検定が用いられた。その結果，統合オッズ比の推定値は0.70（95%信頼区間：0.56〜0.87）であった。

このデータを固定効果モデル（Mantel-Haenszel法），変量効

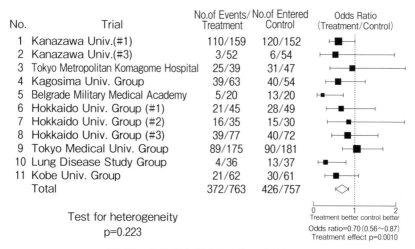

図18 肺癌臨床試験のメタアナリシス

果モデル（DerSimonian-Laird法），ベイズ流階層モデルを用いて解析した（方法と結果の詳細は，手良向聡ほか[2003][4]を参照のこと）。効果の尺度としてはオッズ比とリスク比を用いた。モデル別の治療効果の統合推定値およびその95％信頼区間を表5に示す。モデルの特徴から明らかであるが，固定効果モデル，

表5 各モデルでの解析結果

モデル　　　　効果の尺度	オッズ比 （95％信頼/信用区間）	リスク比 （95％信頼/信用区間）
固定効果モデル	0.697 （0.562 − 0.865）	0.860 （0.786 − 0.941）
変量効果モデル	0.670 （0.517 − 0.870）	0.868 （0.779 − 0.967）
ベイズ流階層モデル	0.645* （0.449 − 0.868）	0.851* （0.692 − 0.946）

*事後分布の中央値

変量効果モデル，ベイズ流階層モデルの順に 95% 信頼/信用区間の幅が広くなっている。オッズ比，リスク比ともにベイズ流階層モデルを用いた場合に点推定値がやや小さめであるが，95% 信頼区間／信用区間の上限はほぼ同じ値であり，このデータに関しての結果はかなり安定していると言える。

治療効果の試験間分散の推定値は，変量効果モデルにおいてオッズ比の場合 0.039，リスク比の場合 0.006 であった。一方，ベイズ流階層モデルにおいては，その推定値（事後分布の中央値）は，オッズ比の場合 0.079（95% 信用区間：0.002 〜 0.624），リスク比の場合 0.007（95% 区間：0.000 〜 0.157）であった。

文　献

1. 手良向聡．メタアナリシス．In: 丹後俊郎,上坂浩之編．臨床試験ハンドブック．朝倉書店．2006: pp633-655.
2. 丹後俊郎．新版メタ・アナリシス入門．朝倉書店．2016.
3. Sakamoto J, Teramukai S, Watanabe Y, et al. Meta-analysis of adjuvant immunochemotherapy using OK-432 in patients with resected non-small-cell lung cancer. J Immunotherapy 24: 250-256, 2001.
4. 手良向聡, 松山裕．ベイズ流階層モデルを用いたメタアナリシス．臨床研究・生物統計研究会誌 2003; 23: 83-89.

第3部

ベイズ流臨床試験のガイダンス

産業界およびFDAスタッフのためのガイダンス
医療機器の臨床試験における
ベイズ流統計学の利用に関するガイダンス *

米国保健福祉省

食品医薬品局

医療機器・放射線保健センター（CDRH）

サーベイランス・計量生物部 生物統計部門

生物製剤評価研究センター（CBER）

2010年2月5日

訳　手良向 聡[1]，大門 貴志[2]

1) 京都府立医科大学大学院医学研究科生物統計学
2) 兵庫医科大学医学部医療統計学
* 本翻訳は，FDAのウェブサイトに公開された全文を訳出したものであり，翻訳掲載についてFDAの許諾を必要としないものである．

　本ガイダンスは，このトピックに関する現在の食品医薬品局（FDA）の考えを表している。これは，いかなる人に代わってあるいは関して，いかなる権限も生じさせることまたは与えることもなく，FDAあるいは一般市民を拘束するようなこともない。本ガイダンスに代わる接近法が適用される法令と規制の要求事項を満たす場合には，その接近法が使用される可能性がある。代替的接近法の議論が必要な場合，本ガイダンスの遂行に責任があるFDAの職員に連絡されたい。適当なFDAスタッフがつかまらない場合は，本ガイダンスのタイトルページに記載されている電話番号に連絡されたい。

1 はじめに

本文書は，ベイズ流の統計的方法を用いる医療機器の臨床試験のデザインと解析の統計的側面に関するガイダンスを提供する。

本ガイダンスの目的は，医療機器に関するベイズ流臨床試験において重要な統計的課題を議論することである。その目的は，医療機器申請の内容を記述することではない。さらに，本文書はベイズ流臨床試験において生じる統計的課題の多くに関してガイダンスを提供するが，すべてを包含することを意図していない。ベイズ流理論および方法における統計学の文献は書籍および論文ともに豊富である；特定のトピックスのさらなる議論のために，選択された文献目録が含まれている。

本ガイダンスを含む FDA のガイダンス文書は，法的に強制力のある実施責任を規定するものではない。その代わり，特定の規制要件または法定要件が引用されない限り，ガイダンスはあるトピックに関する現在の当局の考えについて記述するもので，単に推奨として見なされるべきである。当局のガイダンス中の should という語の使用は，何かが提案されている，または推奨されているという意味であり，必須であるという意味ではない［訳注：should は基本的に「〜すべきである」と訳した］。

2 序章

2.1 ベイズ流統計学とは？

ベイズ流統計学は，証拠が集まるにつれて，その証拠から学習を行う一つの接近法である。臨床試験において，伝統的な（頻度

流の）統計的方法は，デザイン段階でのみ，先行試験からの情報を用いることが可能である．その後，データ解析段階では，これらの試験からの情報は正式な解析の一部としてではなく，それを補足するものと見なされる．対照的に，ベイズ流接近法は，関心のある数量に関する事前の情報を現在の情報と正式に結合するために，ベイズの定理を用いる．ベイズ流の考え方は，事前情報と試験結果とを一つの連続的なデータの流れの一部と見なすことであり，そこでの推測は新しいデータが利用可能になるたびに更新されていく．

　本文書を通して，これらのベイズ流の計算に用いられる数学的実体（確率分布：probability distribution）を参照するのに，「事前分布（prior distribution）」，「事前確率（prior probabilities）」，あるいは単純に「事前（prior）」という用語を用いる．「事前情報（prior information）」という用語は，事前分布を構築するために用いられる可能性のあるすべての情報の集まりを指す．

2.2　なぜ医療機器に関してベイズ流統計学を用いるのか？
事前情報が存在する場合

　ある機器の臨床使用に関する良い事前情報が存在するとき，ベイズ流接近法は，この情報をある試験の統計解析に取り込むことを可能にする．状況によっては，ある機器に関する事前情報は，より小規模またはより短期間の重要な試験（pivotal trial）を正当化する理由になる可能性がある．

　良い事前情報は，医療機器の作用機序と進化的開発のために，医療機器について利用可能なことがよくある．医療機器の作用機序は通常物理的である．結果として，機器の作用は一般的に全身的ではなく局所的である．機器に対する改変が軽微なとき，局所作用は前世代の機器に関する事前情報から時として予測できる可

能性がある。良い事前情報が海外での機器の試験から利用できる可能性もある。ランダム化対照試験においては，対照に関する事前情報が既存対照データから利用できる可能性がある。

　私たちの経験では，事前情報が臨床試験からのデータのような経験的証拠に基づいているとき，ベイズ流の方法は通常あまり議論を呼ばない。しかしながら，事前情報が主として個人的意見（「専門家」からの聞き出し（elicitation）によって導出されることが多い）に基づいているときに議論を呼ぶ可能性がある。

事前分布が存在しない場合

　ベイズ流接近法は事前情報が存在しない場合にもしばしば有用である。第一に，この接近法は，適応的試験（例えば，中間解析，標本サイズの変更，あるいはランダム化計画の変更）および計画されていないが必要な試験の変更にさえも対応することができる。第二に，ベイズ流接近法は，頻度流解析が実施困難あるいは存在しないとき，複雑なモデルの解析に有用な可能性がある。他に考えられる利用としては，欠測データの補正，感度分析，多重比較，および最適な意思決定（ベイズ流決定理論）がある。

負担最小化

　ベイズ流接近法は，正しく使用されれば，頻度流接近法よりも負担が少ない可能性がある[*1]。連邦食品医薬品化粧品法（FFDCA: Federal Food, Drug, and Cosmetic Act）の Section 513（a）（3）は，承認という結果に至る一定の見込みを有する機器の有効性評価に，FDA は最も負担の少ない適切な手段を考慮すべきであると要求している（21 U.S.C. 360c（a）（3）を参照）。

[*1] 機器試験においてベイズ流の方法を利用した二つの成功事例：
　　TRANSCAN（http://www.accessdata.fda.gov/scripts/cdrh/cfdocs/cfTopic/pma/pma.cfm?num=p970033）. 先行試験からの結果を取り入

れるために事前情報が用いられ，結果的に有効性を実証する際の標本サイズが減少した。

INTERFIX（http://www.accessdata.fda.gov/scripts/cdrh/cfdocs/cfTopic/pma/pma.cfm?num=p970015）．1回の中間解析が実施された。将来の成功率のベイズ流予測モデル構築に基づき，この試験は早期中止された。事前情報は用いられなかった。

2.3 なぜ現在ベイズ流手法がより一般的に用いられているのか？

ベイズ流解析は計算機集約的なことがよくある。しかしながら，計算アルゴリズムおよび計算速度における最近の飛躍的進歩が，非常に複雑かつ現実的なベイズ流モデルについての計算の実行を可能にした。これらの進歩がベイズ流の方法の人気を著しく増大させている（Malakoff, 1999 を参照）。基本となる計算ツールは，マルコフ連鎖モンテカルロ（MCMC: Markov Chain Monte Carlo）サンプリングと呼ばれる，確率変数の分布からシミュレートする方法である。

2.4 いつ FDA はベイズ流試験の計画に参加すべきか？

あらゆる臨床試験において，試験デザインとモデルを議論するための会議を設定することを推奨する。ベイズ流デザインについては，試験開始前に，事前情報について FDA と議論することを推奨する。治験医療機器の適用免除（IDE: Investigational Device Exemption）が要求される場合，IDE を提出する前に FDA と会合を持つことを推奨する。

2.5 ベイズ流接近法は健全な科学の代わりにはならない

科学的に健全な臨床試験計画および厳格な試験実施は，ベイズ流接近法を用いるか，頻度流接近法を用いるかにかかわらず重要である。ランダム化，同時対照，前向き計画，盲検化，バイアス，精度，および臨床試験を成功に導くすべての他の要因に関して絶えず留意しておくことを推奨する。「第 4.1 節：ベイズ流試験は

健全な臨床試験デザインから始まる」（p.115）を参照されたい。

2.6 ベイズ流手法を用いる潜在的な利益は？

2.6.1 意思決定のためのより多くの情報

ベイズ流解析において事前情報を取り入れることによって，現行試験の情報は拡大され，その精度が増す可能性がある。ベイズ流解析が，FDA の決定を助けることができる特別な，関連のある，事前情報を産むにいたる。

2.6.2 事前情報による標本サイズの減少

場合によっては，事前情報の利用がより大規模な試験の必要性を軽減する可能性がある。

しかしながら，現行試験の標本サイズの減少は，事前情報を取り入れるベイズ流解析によって保証されない可能性がある。ベイズ流臨床試験における標本サイズの問題に関するさらなる議論については第 4.7 節を参照されたい。

加えて，事前情報が試験結果とうまく一致しない場合には，ベイズ流解析は，頻度流解析あるいは事前情報を取り入れないベイズ流解析と比較して実際には保守的になる可能性がある。

2.6.3 適応的試験デザインによる標本サイズの減少

適応的デザインは，事前に規定された計画に従って試験のある側面をどのように変更するかを決めるために，蓄積データを用いる。そのデザインは，正当な理由がある状況で試験を早期に中止することによって，試験のサイズを潜在的に減少させるのに用いられることがよくある。適応的試験デザインは，時として頻度流の方法よりもベイズ流の方法を用いて実行する方が容易である。尤度原理（likelihood principle）に従うことから，ベイズ流接近法は適応的試験のデザインと解析における柔軟性を提供すること

が可能である（第 3.8 節および第 4.10 節を参照）。

2.6.4 試験デザインの中間変更

　適切に計画すれば，ベイズ流接近法は試験の中間変更に柔軟性をもたらすこともできる。いくつかの可能性には，好ましくない治療群を脱落させる，またはランダム化計画を変更することが含まれる。ランダム化計画の変更は，倫理的に注意が必要な試験，またはある治療群についての登録が問題になるとき，特に適切である。ベイズ流の方法は，試験経過中に治療群と対照群の割付け比の変更を認める際に特に柔軟になり得る。この議論については Kadane（1996）を参照されたい。

2.6.5 その他の潜在的利益

正確な解析

　ベイズ流接近法は，相当する頻度流解析が近似にすぎない場合，または難しくて実行できない場合に正確な解析を得るために時として利用できる。

欠測データ

　ベイズ流の方法は，欠測データを扱う際に大きな柔軟性を許容する。これらのベイズ流の方法の利用に関する議論については第 5.4 節を参照されたい。

多重性

　多重性は臨床試験に広く普及している。例えば，多重評価項目に関する推論または多重部分集団（例えば，人種または性）の検定は多重性の例である。多重性の問題に対するベイズ流接近法は，頻度流接近法と異なり，利点を有する可能性がある。ベイズ流の多重性調整の議論については第 4.9 節を参照されたい。

2.7 ベイズ流接近法を用いる潜在的な難しさは？

広範囲に及ぶ事前計画

試験のデザイン，実施および解析を計画することは，規制の観点から常に重要であるが，ベイズ流試験については特に決定的である。ベイズ流試験では，デザイン段階で以下に関する決定がなされなければならない：

- 事前情報
- 試験から得られる予定の情報
- 上の二つを結合するために用いられる数学モデル

事前情報の異なる選択またはモデルの異なる選択が，異なる決定を生む可能性がある。結果として，規制の設定においては，ベイズ流臨床試験のデザインは事前情報とモデルの両方の事前規定およびそれら両方の合意を必然的に伴う。この合意への到達は反復過程になることがよくあるので，ベイズ流試験デザインの基本的側面の合意を得るために，FDA と早期に会合を持つことを推奨する[*2]。

[*2] 連邦食品医薬品化粧品法（FFDCA）は，2種類の早期共同会議（合意会議と決定会議）を提供している。513（a）(3)（D），520（g）(7) を参照されたい。詳細については，早期共同会議に関する FDA ガイダンス（http://www.fda.gov/MedicalDevices/DeviceRegulationandGuidance/GuidanceDocuments/ucm073604.htm）を参照されたい。

試験の後半の段階で事前情報またはモデルを変更することは，試験結果の科学的妥当性を危うくする可能性がある。このため，ベイズ流接近法を用いるときは，正式な合意会議が適切である。特に，事前情報の同定は合意会議の一つの適切なトピックとなり得る。

広範囲に及ぶモデル構築

ベイズ流接近法は，以下を含む臨床試験の広範囲に及ぶ数学モデル構築を伴う可能性がある。

- 事前情報を反映するために選択される確率分布
- 複数の事前情報源の関係
- 患者のアウトカムまたは欠測データへの共変量の影響
- モデル選択に関する感度分析

FDAと企業の統計専門家・臨床専門家との緊密な連携・合意を通じて，モデルの選択を行うことを推奨する。

特殊な統計的および計算上の専門技能

ベイズ流接近法は，ベイズ流の解析と計算において特殊な統計的専門技能を伴うことがよくある。MCMCのような特殊な計算アルゴリズムが，以下の目的で用いられることがよくある。

- 試験データの解析
- モデルの仮定の点検
- デザイン段階での事前確率の評価
- 種々のアウトカムの確率を評価するシミュレーションの実施
- 標本サイズの推定

ベイズ流試験を成功裡にデザイン，実施および解析することにかかわる技術的および統計的コストは，事前情報を取り入れることで得ることのできる機器の性能に関する精度の増加，または事前情報がない場合でも柔軟なベイズ流試験デザインの利益（例えば，中間解析による期待標本サイズの減少）により相殺される可能性がある。

事前情報に関する選択

　FDAの諮問委員会は，申請者とFDAが前もって合意した事前情報に疑問を呈する可能性がある。事前情報の選択を臨床的かつ統計的に正当化する準備をしておくことを推奨する。加えて，事前分布の異なる選択に対するモデルの頑健性を点検するために感度分析を行うことを推奨する。

機器表示

　ベイズ流試験の結果は，試験結果が通常機器表示に記載されるやり方とは異なって表現される。ベイズ流の用語はまだ一般には機器表示に見られない[*3]。いつものように，機器表示に記載される試験結果が理解しやすいことを確保することを推奨する。

> [*3] しかしながら，一つの例はINTERFIXの表示（SSE: http://www.access data.fda.gov/scripts/cdrh/cfdocs/cfTopic/pma/pma.cfm?num=p9700 15）に見ることができる。

計算の点検

　ベイズ流モデルの柔軟性およびベイズ流解析に関する計算技法の複雑性が，過失と誤解を生む可能性をより大きくしている。あらゆる申請と同様に，FDAは同一または代替のソフトウェアを用いて結果を検証することを含む，詳細な統計的レビューを実施するであろう。データおよび統計解析プログラムで用いられた命令セットを電子的形式で提出することを推奨する。

ベイズ流解析接近法と頻度流解析接近法は結論において異なる可能性がある

　それぞれが同じデータを持って，異なる事前計画された解析を行う2人の研究者（1人はベイズ流，1人は頻度流）は，両方とも科学的に妥当な異なる結論に達する可能性がある。ベイズ流接

近法は良い事前情報を持つ研究者に有利となることがよくある一方，この接近法は頻度流接近法よりも保守的になる可能性もある（例えば，第4節：ベイズ流臨床試験の計画を参照されたい）。

　一旦試験が開始されてから，頻度流解析からベイズ流解析（あるいはその逆）に切り替えることは推奨しない。このような事後的な解析は科学的に健全でなく，申請の妥当性を弱める傾向にある。

2.8　ベイズ流解析を行うために利用できるソフトウェアプログラムは？

　ベイズ流の計算を行うことに特化した一般に利用可能な非営利ソフトウェアパッケージは WinBUGS[*4] と呼ばれている。この頭字語 BUGS は Bayesian Inference Using Gibbs Sampling を表し，ギブスサンプリングは一般的な型の MCMC サンプリングである。WinBUGS は，二つの他のソフトウェアパッケージ，BRUGS と OpenBUGS を産み出してきた。BRUGS は BUGS を人気のある非営利パッケージ R で走らせることを可能にする。OpenBUGS は，使用者にパッケージ内のプログラミングコードを変更することを許す BUGS のオープンソース版である。他のベイズ流ソフトウェアパッケージが将来利用可能になると考えられる。ある特定のソフトウェア製品を選択する前に，申請において行う予定の計算に関して FDA の統計家に相談することを推奨する。

[*4]　WinBUGS プログラムは，the Medical Research Center, Cambridge のウェブサイト：www.mrc-bsu.cam.ac.uk からダウンロードできる。OpenBUGS は http://mathstat.helsinki.fi/openbugs/ で見つけることができる。

2.9　ベイズ流統計学についてもっと学ぶために利用できる情報源は？

　ベイズ流統計学およびそれらの医学への応用に対する技術的で

ない入門的な参考文献には，Malakoff（1999），Hively（1996），Kadane（1995），Brophy & Joseph（1995），Lilford & Braunholtz（1996），Lewis & Wears（1993），Bland & Altman（1998），およびGoodman（1999a, 1999b）がある。O'Malley & Normand（2003）は医療機器試験に関するFDAの過程およびベイズ流の方法について述べている。Berry（1997）は，特にFDAのためにベイズ流医療機器試験に関する概説を書いている。

　Brophy & Joseph（1995）は，ベイズ流の方法を用いて三つの臨床試験のよく知られた統合を与える。臨床試験をデザインおよび解析するため，または保健医療評価を行うためのベイズ流の方法の利用に関する包括的な要約は，Spiegelhalter et al（2004）に掲載されている。

　医学への応用に重点を置かないベイズ流統計学の入門としては，Berry（1996），DeGroot（1986），Stern（1998），Lee（1997），Lindley（1985），Gelman et al（2004），およびCarlin & Louis（2008）がある。

　技術的な詳細と統計学用語を伴う参考文献は，Spiegelhalter et al（2000），Spiegelhalter et al（1994），Berry & Stangl（1996），Breslow（1990），Stangl & Berry（1998），およびBox & Tiao（1973）である。

　ベイズ流の計算に関するマルコフ連鎖モンテカルロ法の技術的な概説には，Gamerman & Lopes（2006）およびGilks et al（1996）の第1章がある。

　ベイズ流解析の実践的応用は，Spiegelhalter et al（2004），Congdon（2003），Broemeling（2007），Congdon（2007），Congdon（2005），Albert（2007），およびGilks et al（1996）の多くの優れた書物に掲載されている。

　最適ベイズ流意思決定（別名，ベイズ流決定理論）に関する優れた書物には，Berger（1986），Robert（2007），Raiffa & Schlaifer

(2000),および DeGroot(1970)がある。

ウェブ上での情報源の一覧は,International Society for Bayesian Analysis のウェブサイト[*5]に掲載されている。

[*5] http://www.bayesian.org/

3 ベイズ流統計学

3.1 アウトカムおよびパラメータ

統計学は関心のある未知の数量について推測を行うことと関係している。関心のある数量としては以下の可能性がある：

- ある患者,あるいは他の試験または試験単位に関連するアウトカム
- その試験が一つの標本とみなせる母集団のある特性を記述するパラメータ,数量

例えば,機器試験におけるアウトカムには以下のものがある：

- 有害事象(例えば,死亡,腎障害,出血,心筋梗塞,再発)
- 有効性の尺度(例えば,心機能,視力,患者満足度における)
- 診断検査の結果

パラメータは以下のものを記述する可能性がある：

- 重篤な有害事象の率
- ある患者に対する機器の有効性の確率
- ある患者の生存確率
- 診断機器の感度および特異度

3.2 ベイズ流の理論的枠組み

ベイズ流の理論的枠組みでは，確率はある未知の数量についての自身の不確実性の尺度にすぎない，と述べる。ベイズ流臨床試験において，関心のある数量についての不確実性は確率によって記述され，それは情報が試験から集められるにつれて更新される。

事前分布

ベイズ流試験が開始されてデータが得られる前に，関心のある未知の数量のすべての取り得る値（または値の範囲）に対して確率が与えられる。これらの確率をまとめると，その数量に関する事前分布が構成される。規制の審査を受ける試験（治験）では，事前分布は，通常先行試験からのデータに基づく（数学的に，それらは実際には時間的な順序関係がある必要はないけれども）。

ベイズの定理と事後確率

試験からのデータが利用可能になれば，事前分布はベイズの定理に従って更新される。この更新された分布は事後分布と呼ばれ，そこからデータが観察された後の未知の数量の値に関する確率を得る。この接近法は，先行情報（事前分布）を現データと結合する一つの科学的に妥当な方法である。この接近法は，知識が蓄積されるにつれて，反復するやり方で用いることができる。つまり，今日の事後確率は明日の事前確率になる。

ベイズ流の推測は事後分布に基づく。例えば，ベイズ流の決定手順では，（観察データを与えた下で）パラメータ値の事後確率が小さい場合に，あるパラメータ値の集まりを排除することができる。

決定規則

医療機器の販売前の評価は，しばしば事前規定した決定規則を通して，新機器の安全性と有効性を合理的に証明することを目的としている。伝統的な仮説検定は，ある型の決定規則の例である。ベイズ流試験において，一般的な型の決定規則は，ある仮説の事後確率が十分大きい場合に（「十分大きい」については後に議論される），その仮説が（合理的な保証をもって）示されたと考える。

ベイズ流接近法には多くの鍵となる概念が含まれ，それらのいくつかは伝統的な統計的接近法には存在しない。以下で，これらの概念を簡潔に述べ，ベイズ流接近法と頻度流接近法を対比させる。

3.3 事前分布とは？

ギリシャ文字 θ（シータ）をある臨床試験でのあるパラメータとする。データ収集に先立つ θ についての当初の知識は θ の事前分布によって表され，ここでは $P(\theta)$ という記号で示す。

例として，θ は重篤な有害事象の率とする。その取り得る値は 0 と 1 の間である。事前分布としては θ の低い値を優先する可能性がある。このような事前分布の例を図 1 に示す。θ がある特定の値の集合を取る確率は，その値の集合についての曲線下面積によって決定される。よって，有害事象率 θ が 0.4 を超える事前確率（濃い部分の面積）は約 0.38 である。

あるいは，別の事前分布としては θ のいかなる値についても選好を示さない一様分布がある（図 2）。一様分布について，θ が 0.2 と 0.3 の間にある確率は 0.1 であり，θ が 0.7 と 0.8 の間，または 0.55 と 0.65 の間にある確率，または長さ 0.10 のいかなる区間にある確率と同じである。この事前分布について，θ が 0.4 を超える事

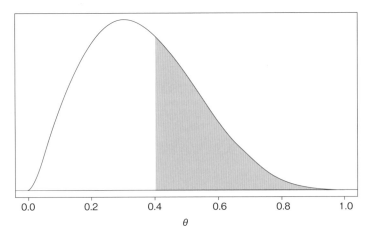

図1. θによって示される，重篤な有害事象率に関する単峰性で右に歪んだ事前分布の例．θが0.4を超える事前確率（濃い部分の面積）は約0.38である．

前確率（再び濃い部分の面積によって表す）は0.60である。

3.4 観察データの尤度とは？

いまアウトカムがある臨床試験から得られたとしよう。尤度関数は，観察されたアウトカムとパラメータθとの関係の数学的表現である。尤度関数はP(データ | θ)によって記号で表すことができ，これは，パラメータθの各取り得る値について，θの特定の値を与えた下で,そのデータを観察する条件付き確率である。

3.5 事後分布とは？

最終目的は,事後分布(観察データを条件付けた下でのパラメータθの取り得る値の確率であり，P(θ | データ)という記号で示される）を得ることである。ベイズの定理は，θについての事後分布P(θ | データ)を得るために，θについての事前分布P(θ)を尤度P(データ | θ)によって更新するのに用いられる。

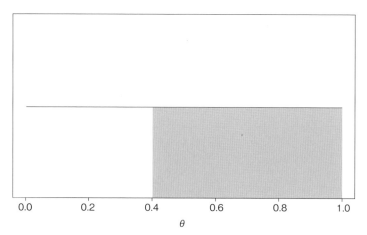

図2. θ によって示される,重篤な有害事象率に関する一様事前分布の例. θ が 0.4 を超える事前確率(濃い部分の面積)は 0.6 である.

θ についての情報は,事後分布に要約され,ベイズ流の推測はそれに基づいてなされる。

　例として,図1に示される事前分布から開始して,10人の患者で一つの有害事象データを観察した場合に得られる事後分布を図3に示す。これらの患者に観察された有害事象率は0.10なので,分布は左の方に移動している(すなわち,分布はいま θ についてもっと低い値を支持している)。θ が 0.4 を超える事後確率(濃い部分の面積)は約 0.04 である。有害事象率が 0.4 を超える確率は,観察された試験結果によって約 0.38(事前確率)から約 0.04(事後確率)に減少している。

　今日得られた事後分布は,さらにデータが集められるときの事前分布として役立つ可能性がある。集積情報が多ければ多いほど,θ に関する事後分布に存在する不確実性が小さくなる。情報がさらに多く収集されるにつれて,元々の事前分布の影響は通常より小さくなる。十分なデータが収集されれば,事前分布の相対的な

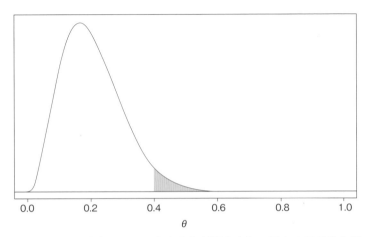

図3. 10人の患者で一つの有害事象が観察され,図1の事前分布が更新された後の,θで示される重篤な有害事象率に関する単峰性で右に歪んだ事後分布の例. θが0.4を超える事後確率(濃い部分の面積)は約0.04である.

重要性は尤度に比べて無視できるようになるであろう.

3.6 予測分布とは?

ベイズ流接近法は,ある特別な型の事後確率-すなわち,すでに観察されたものを与えた下での,(将来または欠測の)観察されていないアウトカムの確率-の導出を可能にする.この確率は**予測確率**(predictive probability)と呼ばれる.全体として,観察されていないアウトカムのすべての取り得る値に関する確率は,予測分布と呼ばれる.予測分布は以下のような多くの用途を有する:

- 試験を中止する時期を決定する(まだ観察されていない患者のアウトカムの予測に基づいて)
- 臨床試験での患者の観察されたアウトカムを与えた下での,患者の臨床アウトカムを予測することによって,医師と患者

の意思決定に役立つ
- 患者のより早期の，またはより簡便に測定されたアウトカムから臨床アウトカムを予測する
- 欠測データについて試験結果を拡大させる（補完），および
- モデルを点検する

これらの利用については「第5節：ベイズ流臨床試験の解析」において，より詳細に述べる。

3.7 交換可能性とは？

交換可能性とは，統計的推測の基礎となる基本的概念である。それは，ベイズ流試験においてとりわけ重要となる可能性がある。正式には，ある単位（患者あるいは試験）に関して特定のアウトカムの集合を観察する確率が，その単位の任意の再配列に対して不変である場合，その単位は**交換可能**（exchangeable）とみなされると言う。この定義は事例を通してより明確にすることができる。

患者の交換可能性

ある臨床試験において，試験内の患者は通常交換可能と仮定される。交換可能性の下で，患者のアウトカムは，患者が登録された順序，アウトカムが観察された順序，あるいは患者の他の再指標化または再番号化に依存しないことが期待される。

その試験の患者が，彼らが標本抽出された母集団（例えば，使用目的の集団）の患者と交換可能な場合，その試験患者で観察されたデータに基づいてその母集団についての推測を行うことができる。これ故，**代表的標本**（representative sample）の概念は交換可能性の面から表現することができる。

試験の交換可能性

ベイズ流臨床試験において，別の水準の交換可能性が仮定されることがよくある。すなわち，他の先行試験が良い事前情報になると考えられるとき，その試験とそれらの先行試験とが交換可能であると仮定される。試験の交換可能性の仮定は，試験がすべての面で同一でないことを認めながら，現行試験が先行試験から「力を借りてくる（borrow strength）」ことを可能にする。これ故，試験の交換可能性は，試験データを事前情報と結合するための現実的なモデルの開発において重要である。

ある機器に関するある有害事象の率が，将来のベイズ流試験において推定される予定で，いくつかの既存試験が事前情報として提案されているとしよう。任意の試験における有害事象率が，他の試験の有害事象率よりも大きいまたは小さいという可能性がほとんどない場合，すべての試験は交換可能とみなすことができる。すなわち，試験のアウトカムは，試験のいかなる特別な順序化，再指標化，または再番号化に依存していないことが期待される。とりわけ，将来の試験における率は既存試験における率よりも小さいまたは大きいという可能性はほとんどない。

例えば，有害事象率が 0.05 と 0.07 の二つの既存試験があるとしよう。試験の交換可能性は，将来の試験における有害事象率が，それら二つの既存試験の率よりも下になるか，それらの間になるか，または上になるかを示す情報を持っていない場合に，支持される。

交換可能な試験は臨床試験の**超母集団**（super-population）の代表的標本と考えることができる。既存試験はそのとき超母集団についての情報を提供し，この情報は次に将来の試験に関する情報を提供する。このように，将来の試験は既存試験から力を借りてくる。

実践で試験の交換可能性を決定する

実践的な観点から，交換可能性に関する判断は臨床的，工学的，および統計的観点からの意見を考慮すべきである。

- 臨床家は，事前情報として提案されている先行試験が，デザインと実施において現行試験と**十分に類似**しているということで納得するはずである。先験的に，彼らは特定の方向で試験間に**系統的な相違**があると信じるいかなる理由も有していないであろう。とりわけ，彼らは提案された試験と他の先行試験の間の相違の方向を予測することはできないはずである
- 工学家は，それらの試験における機器間の設計または製造での相違が，期待される機器の性能を，少なくとも関心のあるアウトカムまたはパラメータの面において有意に変化させないということで納得するはずである
- 統計家は，用いられる適切な統計的モデルに関して合意できるはずである。統計モデルは，臨床家および工学家と相談の上で開発されるはずである。ある状況では，それらの試験間の系統的で方向のある相違を調整した上で交換可能性が依然として仮定できるように，それらの相違を除去するモデルを開発することが可能である（第 4.6 節参照）

ベイズ流階層モデルは，試験の交換可能性および試験内の患者の交換可能性を実装するために用いられる（「第 4 節：ベイズ流臨床試験の計画」を参照）。

交換可能性の入門的議論については，Gelman et al（2004），Spiegelhalter et al（2004），あるいは Lad（1996）［訳注：参照なし］を参照されたい。交換可能性の専門的定義については，Bernardo & Smith（1993）を参照されたい。

3.8 尤度原理とは？

尤度原理（likelihood principle）は統計学における重要な概念であり，ベイズ流接近法の中心である．この原理は，ある臨床試験から得られる関心のあるパラメータ θ についてのすべての情報が，尤度関数に含まれることを示す．ベイズ流接近法において，θ に関する事前分布は，尤度関数を通して試験によって提供される情報を用いて，その他のものは何も用いないで，更新される．ベイズ流の解析者は，θ に関するすべての推測の基礎をこの方法で産み出される事後分布だけに置く．

試験は，尤度関数を変えることなく，多くの方法で変更され得る．尤度原理に従うことで，ベイズ流臨床試験を実施する際には特に以下に関して柔軟性が見込まれる：
- 標本サイズの変更
- 適応的デザイン
- 試験の早期中止を可能とする中間検討
- 多重性

規制上の配慮により，試験の変更はデザイン段階で事前に規定されている必要があることに注意してほしい．

上述のように，ベイズ流の解析者はすべての推測の基礎を事後分布に置き，その事後分布は（尤度原理に従って）事前分布と尤度関数のみの積である．頻度流接近法は広範囲に尤度関数を利用するけれども，頻度流解析は必ずしも尤度原理には従っていない．例えば，p値は，その試験において発生した可能性はあるが，実際には観察されなかったアウトカム，すなわち尤度の範囲外のものに基づいている．

尤度原理についてのより詳細は，Berger & Wolpert (1988)，Berger & Berry (1988)，Irony (1993)，および Barlow et al (1989) を参照されたい。

4 ベイズ流臨床試験の計画

4.1 ベイズ流試験は健全な臨床試験デザインから始まる

良い試験デザインの基本的信条は，ベイズ流試験でも頻度流試験でも同じである。包括的な試験実施計画書の部分は以下を含む：
- 試験目的
- 評価項目
- 試験が実施される条件
- 検討される集団
- 計画された統計解析

バイアスの最小化を含む良い臨床試験デザインと実施の原則に従うことを推奨する。ランダム化は，どの患者がどの治療を受けるかという選択において生じる可能性のあるバイアスを最小にする。ランダム化は，偶然だけによる共変量の不均衡の確率についての具体的記述を可能にする。適度に大きな標本サイズにおいて，ランダム化は試験で測定されないものを含むすべての共変量についてある程度の均衡を保証する。

医師のマスク化（盲検化としても知られる）は，患者ケアまたは試験中に受けた治療に基づく患者アウトカムの評価における，意図したまたは意図しない相違によって生じる可能性のあるバイアスを回避する。患者のマスク化は，患者の便益についての期待に起因するバイアスを最小にする。

用いられる解析の型（ベイズ流あるいは頻度流）を前もって選ぶことを推奨する。データを観察した後に，より好ましいアウトカムをもたらす解析方法に切り替えることは問題である。解析段

階でのこのような切り替えを正当化することは困難である。場合によっては，新規試験のベイズ流解析が，非ベイズ流の先行臨床試験で得られた元々の実施計画書から外れたある情報を救い出す可能性がある。このような試験によって提供される情報は，前向きベイズ流臨床試験で用いられる事前分布によって表すことが可能である。

試験の計画に関するさらなる情報については，FDA's Statistical Guidance for Non-Diagnostic Medical Devices を参照されたい[*6]。

[*6] http://www.fda.gov/MedicalDevices/DeviceRegulationandGuidance/GuidanceDocuments/ucm106757.htm

4.2　適切な評価項目の選択

評価項目（本文書においてはパラメータとも呼ばれる）は，ある主張（claim）を支持するために用いられる安全性および有効性の尺度である。理想的には，評価項目は以下の性質をもつ：

- 臨床的に適切である
- 直接観察できる
- 機器に関する主張に関連がある
- 患者にとって重要である

例えば，評価項目を試験で観察される重要なアウトカム（死亡，罹患，QOL）における平均的な変化の尺度とすることが可能である。

臨床試験の目的は，未知の評価項目またはパラメータについての推測を行うために試験において患者から情報を集めることである。

4.3 他の重要な情報の収集：共変量

共変量（交絡因子としても知られる）は，患者のアウトカムに影響を与え得る試験患者の特性である。共変量を調整する多くの統計的技法（ベイズ流および頻度流）が存在する。共変量調整は，他の試験が事前情報として用いられるベイズ流試験のような，ある程度の共変量の均衡がランダム化を通して保証できないという状況では特に重要である。試験間の共変量の相違について調整がなされない場合，その解析はバイアスを含む可能性がある。共変量調整は変動を減少させるために用いられることもよくあり，これはより検出力の高い解析を導く。

4.4 比較するものを選ぶ：対照

臨床試験結果の評価を容易にするために，参照として比較群または対照群を用いることを推奨する。考え得る対照群の型として以下のものがある：

- 同時対照
- 自己対照
- 既存対照

自己対照と既存対照は，以下の理由により同時対照よりも多くのバイアスの可能性をもつと信じられている：

- 共変量調整に伴う潜在的な問題
- プラセボ効果
- 平均への回帰

対照の型を特徴付ける別の方法は，効果のある治療法で治療される対照（活性対照）と，治療を受けない対照（不活性対照）または模擬機器で治療される対照（プラセボ対照）のいずれかとを区別することである。ベイズ流の方法は，新機器が活性対照に劣らないだけでなく，無治療または模擬対照より優れていることを

証明しようとする活性対照試験において特に有用である。ベイズ流試験は，活性対照を不活性対照と比較した先行試験を用いることによってこの問いを検討することができる。活性対照試験に関するベイズ流の方法は Gould（1991），Simon（1999）で議論されている。

　ベイズ流の方法は既存対照を同時対照と結合するのに有用な可能性がある。既存対照は同時対照についての事前情報として働く。既存対照を事前情報として利用するためのベイズ流の方法は Pocock（1976）［訳注：参照なし］，Spiegelhalter et al（2004），およびこれらの方法を冠動脈ステント試験における既存対照に適用した O'Malley et al（2003）で議論されている。

4.5　評価項目についての初期情報：事前分布

　ある試験を実施する前の関心のある数量に関する知識（またはその欠如）の状態は，**事前分布**（prior distribution）によって記述されることを思い出そう。適切な事前情報が注意深く選択され，正しく解析に取り込まれるべきである。試験デザインに関する FDA との議論は，事前情報を解析に取り込むのに用いられるモデルの評価を含むことになる。

事前情報の源の選択

　可能な限り多くの良い事前情報の源を同定することを推奨する。事前情報の「良さ」の評価は主観的である。試験はある医療機器の FDA 承認を目標として実施されることから，試験が始まる前に，事前情報の選択を FDA 審査官（臨床医学，工学，および統計学）に提示して議論すべきである。

事前情報の考えられる源は以下を含む：
- 海外で実施された臨床試験
- 患者レジストリ
- 非常に類似した製品に関する臨床データ
- パイロット試験

治験医療機器の適用免除（IDE）が必要とされるとき，事前検討の完全な報告書が提出されなければならない[7]。この報告書に加えて，解析で用いることを計画している，事前情報を構成するあらゆる付加情報を提出することも推奨する。場合によっては，そうでなく妥当な事前情報が利用できない可能性がある（例えば，データが合法的な利用を認めたくない他者に属している可能性がある）。いかなる事前情報を用いるか，およびそれを解析にどのように用いるかについて合意に達するために，FDAとのIDE前会議を開催することを推奨する。

[7] 21 CFR 812.20 (b)(2), 21 CFR 812.27 を参照．

他の試験からのデータに直接基づく事前分布は最も評価しやすい。二つの試験は決して正確には類似していないことを認めながら，それでもなお以下の側面において事前分布の構築に用いられる試験が現行試験と類似していることを推奨する：
- 試験実施計画書（評価項目，標的集団など）
- データ収集の時間枠（例えば，医療習慣および試験集団が同等であることを保証するために）

ある状況では，それらの試験が試験担当医師や医療機関においても類似していれば助けになる可能性がある。

好ましい結果と好ましくない結果の試験を含んでいた方がよい。好ましい結果の試験のみを含むとバイアスを生じる。試験の選択に基づくバイアスは，以下によって評価することが可能である：

- 含まれる試験の代表性
- 各試験を包含あるいは除外する理由

データではなく専門家の意見に基づく事前分布は問題視される可能性がある。FDA 諮問委員会委員または他の臨床審査官が，その事前分布を生成するのに用いられた意見に合意しない場合，機器の承認は遅れる，または危うくなる可能性がある。

情報のある事前分布と無情報事前分布

情報のある（informative）事前分布は，他の値よりも起こりやすそうな関心のある数量の値に選好を与える（**図1**のように）。これらの選好は通常先行試験に基づく。値間の選好の欠如または情報の欠如は，**無情報**（non-informative）事前分布を通じて表すことができる（**図2**のように）。

情報のある事前分布の取り込み

ある新機器についての現行試験のベイズ流解析は以下からの事前情報を含む可能性がある：

- その新機器
- 対照機器
- 両方の機器

先行試験から事前情報を取り込むとき，先行試験での患者が現行試験での患者と交換可能とみなされることは滅多にない。代わりに，先行試験から「力を借りてくる」ために階層モデルが用い

られることがよくある。階層の第一水準では，このモデルは試験内では患者は交換可能，試験を越えては交換可能でないと仮定する。階層の第二水準では，先行試験は現行試験と交換可能であると仮定され，試験間の変動を認める。階層モデルに関するより詳細については第4.6節を参照されたい。

　ある試験に関する事前情報が，現行試験に登録予定の患者よりもはるかに多くの患者に基づく場合，この事前情報は情報を持ちすぎている可能性がある。情報を持ちすぎているとみなすかどうかという判断は，個別の状況での決定となる。この場合，試験デザインおよび解析計画の変更が正当化される可能性がある。

無情報事前分布
　無情報事前分布は，利用できる事前情報が存在しないとき，ベイズ流適応的試験で頻繁に用いられている。別の例として，試験を統合するベイズ流階層モデルにおいて，試験間のばらつきを捕らえるパラメータには情報のある事前分布が通常利用できないため，このパラメータに無情報事前分布が設定される可能性がある。

　事前分布を取り巻く課題（例えば「無情報」の定義，測定尺度の変更の影響など）に関して広範囲にわたる文献が存在する。これらの課題についての議論は，Lee (1997), Kass & Wasserman (1996), Box & Tiao (1973), Bernardo & Smith (1993), Bernardo, Berger, & Sun (2008) ［訳注：参照なし］に見い出すことができる。Irony & Pennello (2001) は規制審査下の試験についての事前分布を議論する。

4.6　他の試験から力を借りてくる：階層モデル

　ベイズ流階層モデル構築は，安全性と有効性のパラメータの推

定値を得るために，複数の試験の結果を結合するのに用いることのできる特殊な方法論である．階層モデルという名称は，観測値とパラメータが構造化される階層的な様式に由来している．この接近法を「力を借りてくる（borrowing strength）」と呼ぶベイズ流解析者もいる．機器の試験において，借りてくる力の量は標本サイズに換算でき，借りてくる範囲は現行試験（関心のある試験）の結果が，先行試験（そこから「力を借りてくる」；数学的にそれらは必ずしもより早い時点で実施されている必要はないことに注意されたい）の結果をどのくらい密接に反映するかに依存する．

　結果が非常に類似しているならば，現行試験はかなりの力を借りてくることができる．現行の結果が先行情報と異なるにつれて，現行試験はだんだん借りてくる程度が少なくなる．非常に異なる結果の場合は，全く力を借りない，または「負の力を借りてくる」可能性さえある．規制の設定において，階層モデルは非常に魅力的となる可能性がある：階層モデルは，安全性と有効性を証明する際の負担をより少なくすることによって，機器の性能に関する良い事前情報を有することに報いる．同時に，この接近法は，最重要試験（pivotal study）のパラメータについて過度に楽観的となる先行試験に関する過信を防ぐ可能性がある．

階層モデルの一例

　ある承認機器の二つの早期試験の成功確率に関する情報を，ある新規試験の結果と結合したいとする．階層モデルにおいて二つの水準（患者水準と試験水準）を用いると決めることが可能である．

　階層の一つめの（患者）水準は，各試験（現行または既存）内で患者が交換可能であることを仮定する．ただし，先行試験の患

者は現行試験の患者と交換可能ではないので，早期試験と現行試験の患者データは単純に併合することはできない。

階層の二つめの（試験）水準は，先行試験と現行試験からの成功確率は交換可能であるが，それらの成功確率は異なってもよいと仮定するモデルに適用する。先行試験の患者が現行試験の患者と直接的に交換可能であるかどうかについて確信は持てないので，この仮定は賢明である。ただし，3試験すべての成功確率は，それらが交換可能と仮定されていることで関連をもつ。結果として，その三つのグループの患者が直接的に併合可能であった場合ほどの情報ではないけれども，先行試験は現行試験の成功確率にいくらかの情報を提供する。

現行試験に対する先行試験の類似性

先行試験から力を借りてくるために階層モデル構築を用いる際の鍵となる臨床的な疑問は，第3.7節で述べたように，先行試験が，交換可能とみなされる現行試験と十分に類似しているかどうかである。

試験の交換可能性を達成するために，患者水準のデータを用いて人口学的変数や予後変数のような共変量の相違について統計的調整が必要かもしれない。これは共変量に条件付けられた交換可能性と呼ばれる。一般に，試験の適正な較正（calibration）は，先行試験と同じ共変量情報を患者水準で有しているか，そしてそれを適切に取り込むかどうかに依存する。例えば，既存対照からの事前情報が同時対照群での標本サイズ拡大に用いられる予定であるが，共変量が同時対照患者の方がより健康であることを示している場合，既存対照と同時対照の交換可能性は共変量調整後にのみ妥当となる可能性がある（Pennello & Thompson, 2008, 第3節；O'Malley et al, 2003）。

（文献からのように）共変量の**要約**（summaries）のみに基づ

く較正は，アウトカムに対する共変量水準の関係が現行試験においては決定できるが，先行試験においては決定できないため，不適当な可能性がある。これは，現行試験と先行試験での共変量効果が同一である（すなわち，試験と共変量効果との交互作用はない）という検証不可能な仮定を強いる。

階層モデルにおいて大きな標本サイズをもつ先行試験は，かなりの情報を有することができる。第7.1節で述べるように，成功した試験の事前確率があまりに高い場合，試験デザインと解析計画を変更する必要があるかもしれない。

また，階層モデルは多施設試験において施設にわたってデータを結合するのに用いることができる。例として，Summary of Safety and Effectiveness for PMA P980048, BAK/Cervical Interbody Fusion System by Sulzer Spine-Tech を参照されたい[8]。

[8] http://www.accessdata.fda.gov/scripts/cdrh/cfdocs/cfTopic/pma/pma.cfm?num=p980048

機器に対するアウトカムは，以下のような相違のために施設ごとにかなり異なる可能性がある：
- 医師の訓練
- 技術
- その機器を用いた経験
- 患者管理
- 患者集団

施設に関する階層モデルは，関心のあるパラメータは施設ごとにばらつくが，施設固有のパラメータは交換可能性を通して関連していると仮定する。この種のモデルは，すべての施設にわたる

パラメータを推定する際に，施設間のばらつきに関して調整を行う。

階層モデルの入門的な議論およびその実行に関する技術的詳細は，Gelman et al（2004）に見られる。その他，より複雑な接近法は，Ibrahim & Chen（2000）および Dey et al（1998）に記されている。

4.7 標本サイズの決定

臨床試験における標本サイズは以下によって決まる：
- 標本のばらつき
- 事前情報
- 解析に用いられる数学的モデル
- 解析モデルにおけるパラメータの分布
- 特定の意思決定規準

アウトカムが高度にばらついている場合，必要標本サイズは大きくなる可能性がある。ばらつきがない（すなわち，集団全員が関心のあるアウトカムについて同じ値を持つ）ならば，単一の観測値で十分であろう。試験のサイズを決める目的は，資源を浪費せず，または患者を不要なリスクに曝すことなく，決定を行うために十分な情報を集めることである。

伝統的な頻度流臨床試験デザインにおいて，標本サイズは前もって決定される。固定標本サイズを規定する代わりに，ベイズ流接近法（および最新の頻度流の方法）は，試験を中止するための特定の規準を設定することが可能である。適切な中止規準は，パラメータについての特定の情報量（例えば，「第5節：ベイズ流臨床試験の解析」で定義される，十分に狭い信用区間），または事前規定した仮説に関する適度に高い確率に基づく可能性があ

る。

　ベイズ流臨床試験の前または間のあらゆる時点で，標本サイズに関する予測分布を得ることができる。従って，試験中のあらゆる時点で，中止規準を満たすのに必要な期待追加観察数を計算できる。言い換えれば，標本サイズに関する予測分布は，試験が進むにつれて連続的に更新される。標本サイズは明示的には中止規準の一部ではないため，重要な問いに答えるのに十分な情報が集められた時点で試験を終了することができる。

ベイズ流試験のサイズを決める際の特別な考慮
　ベイズ流試験のサイズを決める際に，安全性の評価項目はより大きな標本サイズを産む可能性があるため，安全性および有効性の評価項目に従った最小標本サイズを前もって決めておくことを推奨する。また，モデルの仮定や用いる事前情報の適切性を検証できるように現行試験から最小水準の情報を得ることを推奨する。これを行うことにより，臨床現場が機器についての経験を積むことも可能となる。

　また，階層モデルを用いる際には，他の試験から「借りてくる」情報量を決めるための最小標本サイズを提供することを推奨する。

　最大標本サイズが経済的，倫理的，および規制的な配慮に従って定められることを推奨する。

　ベイズ流試験のサイズを決めるための様々な接近法が，Inoue et al（2005），Katsis & Toman（1999），Rubin & Stern（1998），Lindley（1997），Joseph et al（1995a, 1995b）に記されている。

4.8 ベイズ流デザインの動作特性の評価

ベイズ流臨床試験のデザインに固有の柔軟性のために，動作特性の綿密な評価を試験計画の一部とすべきである。これは以下の評価を含む：

- 無効な機器または安全でない機器を誤って承認する確率（第 I 種の過誤率）
- 安全かつ有効な機器を誤って承認しない確率（第 II 種の過誤率）
- 検出力（第 II 種の過誤率の逆：安全かつ有効な機器を適切に承認する確率）
- 標本サイズの分布（および期待標本サイズ）
- 機器に関する主張の事前確率
- 該当する場合，各中間検討で中止する確率

より詳細な議論は「第 7 節：技術的詳細」に示す。

統計学に対する「純粋な」ベイズ流接近法は，伝統的な頻度流接近法と同じだけ第 I 種の過誤を制御するという考えに必ずしも重点を置いていない。しかしながら，ベイズ流の方法は良い頻度流的特質を持つように「較正」されるべきであるという提案が文献でなされてきた（例えば，Rubin, 1984; Box, 1980）。規制上の慣習を守ることに加えて，この精神で，提案するベイズ流解析計画の第 I 種および第 II 種の過誤率を提供することを推奨する（「第 7 節：技術的詳細」を参照）。

ベイズ流試験について，第 I 種の過誤に関して考慮すべき点をここに示す：

1. FDA は，申請を評価に際し，試験デザインの他の動作特性と

ともに第Ⅰ種の過誤を考慮する。第Ⅰ種の過誤率の合理的な制御を求める。特定の試験デザインについて動作特性を適切に評価するためには，広範囲にわたるシミュレーションが必要となる可能性がある。さらなる議論については「第7節：技術的詳細」を参照されたい。

2. 事前情報を用いる際は，事前情報を用いないときよりも緩い水準で第Ⅰ種の過誤を制御するのが適切かもしれない。例えば，事前情報が好ましい場合，現行試験は安全性および有効性に関してそれほど多くの情報を提供する必要がない可能性がある。第Ⅰ種の過誤の制御をどの程度緩めるかは多くの要因，主に事前情報の持つ信頼度，に依存して個別の状況で決定される。

3. 事前情報が現行試験に比べてあまりに多くの情報を持っている場合，既存／事前情報の割引を推奨する可能性がある。「あまりに情報を持っている」が何を意味するかについても，個別の状況での決定となる。

4.9 ベイズ流の多重性調整

規制当局は，誤った決定を行うことに懸念を持っているため，臨床試験内における多重性は重要な規制上の関心事となる可能性がある。すなわち，多重性は承認についての誤った決定の確率を上昇させる可能性がある。

多重性は臨床試験の統計的解釈に多大な影響を与える可能性がある。例えば，頻度流試験の独立した20の部分集団のそれぞれを，第Ⅰ種の過誤水準5％で有意な機器効果に関する検定を行うと，少なくとも一つの有意な結果を誤って得る可能性は64％の高さになり得る。典型的な頻度流接近法は，誤って有意となる結果の全体での可能性が合理的な水準，例えば5％に制御されるように

個々の検定の過誤水準を低くする。しかしながら，この接近法は真に存在する効果を検出する可能性（すなわち，検出力）を相当に低くすることもよくある。それに等しく，真に存在する効果を検出しない可能性（すなわち，第II種の過誤）は増す。

代わりに，上述した部分集団問題に対して取り得るベイズ流接近法は，階層モデルの利用を通じて，部分集団を先験的に交換可能と考えることである。このモデル構築は，ある部分集団に関する機器効果のベイズ推定値にその他の部分集団から「力を借りてくる」。ある部分集団について観察された機器効果が大きい場合，ベイズ推定値は，他の部分集団がどのくらいこの観測値を支持するか，あるいはこの観測値に疑問を持つかによって調整される。さらなる議論については Dixon & Simon (1991)，Pennello & Thompson (2008) を参照されたい。

多重性に対するベイズ流の調整は，解析計画が事前規定されており，解析の動作特性が適切ならば，FDA に受け入れられる可能性がある（第4.8節参照）。多重性に関するベイズ流の調整を含む統計解析計画については，早期に FDA に相談していただきたい。

多重性に関するベイズ流の調整についての選択された文献は，Scott & Berger (2006)，Duncan & Dixon (1983)，Berry (1988)，Gonen et al (2003)，Pennello (1997)，Lewis & Thayer (2004) である。

4.10　ベイズ流の適応的デザイン

適応的デザインは，試験の妥当性と完全性を損なうことなく，事前規定した計画に従って試験のある側面をどのように変更するかを決めるために，蓄積データを用いる。適応的試験デザインは，最適な統計的推測を提供し，意思決定の質，スピードおよび効率を改善する可能性を有する。

ベイズ流接近法に固有の「尤度原理」は，適応的デザインおよび中間解析を自然なものにする。適応的ベイズ流臨床試験は以下を伴う可能性がある：

- 標本サイズを適応させる（患者集積を中止する，または継続する）ための中間検討
- 成功，無益（futility），または害（harm）のいずれかのために試験を早期に中止できることを目的とした中間検討
- 非劣性から優越性への，またはその逆の仮説の切り替え
- 群または用量の脱落
- 適応的ランダム化，すなわち，患者が最良の治療に割り付けられる確率を上げるための試験中のランダム化比率の変更

効率的な意思決定

情報が集積されるにつれてそれに適応する試験デザインは，効率的な方法でなされる決定を可能にする。ベイズ流接近法に従って，なされる決定に十分と考えられるまで試験から情報を集めるべきである。しかしながら，試験開始前は，決定に十分な情報を提供する標本サイズについてかなり大きな不確実性が存在する。標本のばらつきが期待以上に大きければ，より大きな標本サイズが必要になる一方，そのばらつきが期待以上に小さければ，より小さな標本サイズで十分である。適応的デザインを用いれば，試験が遂行されるにつれて標本のばらつきが学習され，情報が不足する，または情報が無駄になることが少なくなるであろう。

例として，評価項目が機器の成功率である活性対照（非劣性）試験を考えよう。ここで，標本サイズは対照群と治療群の成功率に決定的に依存する。例えば，非劣性マージン 0.10 という状況を考えよう。対照群と治療群の真の成功率を両方とも 0.60 と仮定すると，必要標本サイズは群当たり 300 となる。治療群の成功

率が 0.60 ではなく 0.65 であれば，標本サイズは群当たり約 130 に減ることになる。標本サイズにおける節約が相当な大きさであるため，これら二つのシナリオの間に適応を行うことが望ましいことは明らかである。

規制上の考慮

　純粋なベイズ流接近法が，試験が遂行されるにつれて連続的なデザインの適応を許容することを規制当局は認識している。しかしながら，規制上の目的のため，および運営バイアスを最小にしながら試験の完全性を維持するために，適応的試験が前もって計画され，デザインの動作特性が IDE の段階で様々なシナリオで評価されることを強く推奨する（第 4.8 節参照）。言い換えれば，ベイズ流の適応的試験はデザインによって（by design）適応すべきである。

実際の実施

　適応的デザインの実施は，運営バイアス，すなわち研究者バイアス，選択バイアスおよび患者バイアスを回避するのにデータの機密性が維持される必要があるため，困難となる可能性がある。例えば，研究者が中間解析で一方の治療の方が良好であると知った場合，その後の患者にその治療を高い確率で割り付けるかもしれない。運営バイアスを最小にするために，適応的デザインは前もって十分に計画すべきであり，適応アルゴリズムは事前規定すべきである。第三者による解析およびファイアウォールが推奨される。バイアスのないことを保証するために盲検化が不可欠な場合は，推移する治療差を明らかにする可能性のある適応的デザインの詳細は，盲検解除の問題を避けるために施設内倫理委員会（IRB: Institutional Review Boards）に任せるのが最もよい方法かもしれない。

登録率は適応的試験に大きな影響を与える。追跡期間に対して登録率があまりに高い場合，中間結果が利用できる時点までに全患者がすでに登録されている可能性があるため，適応は不可能である。つまり，適応的デザインから益を得るためにはスポンサーが登録率を制御できなければならない。加えて，速い登録による益と，適応的デザインで決定がなされるまでのより遅い制御された登録による益とを比較検討すべきである。

5 ベイズ流臨床試験の解析

5.1 事後分布の要約

事後分布は，尤度関数を通して試験の結果と結合された事前分布からのすべての情報を含むことを思い出そう。ベイズ流試験の結論は事後分布のみに基づく。特に，考慮する数多くの評価項目が存在するときには，事後分布を少ない数値（例えば，事後平均，標準偏差，信用区間）で要約することを推奨する。また，適切な分布の図式表現を含めることを推奨する。

5.2 仮説検定

統計的推測には，仮説検定，区間推定，またはその両方を含むことが可能である。ベイズ流仮説検定については，観察データを与えた下で特定の仮説が真である確率を計算するのに事後分布を用いることが可能である。

5.3 区間推定

ベイズ流の区間推定値は事後分布に基づき，**信用区間**（credible interval）と呼ばれる。ある区間に評価項目が存在する事後確率が 0.95 の場合，この区間は 95% 信用区間と呼ばれる。機器表示（labeling）にベイズ流試験での信用区間を記載することを強く奨

励する。どのように信用区間を記載するかに関する例については，Summary of Safety and Effectiveness for InFuse Bone Graft / LT-CAGE ™ を参照されたい[*9]。

[*9] http://www.accessdata.fda.gov/scripts/cdrh/cfdocs/cfTopic/pma/pma.cfm?num=P000058

信用区間の二つの型は，**最高事後密度**（HPD: highest posterior density）区間（Lee, 1997）および**中心事後区間**（central posterior intervals）である。信用区間の構築については，Chen & Shao (1999)，Irony (1992) を参照されたい。

5.4 予測確率

予測確率（第3.6節）は以下の場合に利用される：

試験を中止する時点を決定する

試験中止が臨床試験計画の一部である場合，試験を中止するための規則として中間時点で予測確率を用いることが可能である。（中間時点での結果に基づいて）試験が成功するであろう予測確率が十分高い場合，試験を中止して成功を宣言することができる。試験が成功するであろう予測確率が小さい場合，無益性および損切りのために試験を中止することができる。

ここで交換可能性が重要な問題となる。つまり，未だ観察されていない患者が観察された患者と交換可能であると仮定できる場合にのみ，この予測は理にかなっている。この仮定を正式に評価することは困難であるが，ある場合（例えば，管理上の打ち切り）は，他の場合（例えば，高頻度の患者脱落）よりも妥当性が高い可能性がある。

将来の患者のアウトカムを予測する

目の前の患者が試験での患者と交換可能であれば，臨床試験での患者の観察されたアウトカムを与えた下で，将来の患者のアウトカムについての予測確率を計算することが可能である。実際に，その確率は以下の疑問に答える：

- 臨床試験の結果を与えた下で，試験治療を受けようとしている新規患者に成功をもたらすであろう確率はどうか？
- 仮にその患者が対照群で治療されていたら，成功確率はどうなっていたか？

医師と患者の治療選択に関する意思決定を手助けする情報の有用性，およびその情報を機器表示に含めるべきかどうかを考慮することを推奨する。

欠測データを予測（補完）する

欠測データを予測（または**補完**（impute））するために予測確率を用いることが可能であり，試験結果をそれに応じて調整することができる。欠測データ補完に関する頻度流の方法も存在する。

方法にかかわらず，この調整は，欠測アウトカムをもつ患者は観察アウトカムをもつ患者と同一の統計モデルに従うという仮定に依存する。これは，欠測患者は非欠測患者と交換可能である，またはデータが**ランダムな欠測**（missing at random）であることを意味する。この仮定が疑わしい場合，予測モデルを用いた感度分析を行うことを推奨する。欠測データ調整および感度分析の事例については，Summary and Safety Effectiveness for PMA P980048, BAK/Cervical Interbody Fusion System, by Sulzer Spine-Tech を参照されたい[10]。

[10] http://www.accessdata.fda.gov/scripts/cdrh/cfdocs/cfTopic/pma/

pma.cfm?num=p980048

欠測データがランダムな欠測ではないことが疑われる場合，結論が変わるためにランダムな欠測の仮定からのどの程度の乖離が必要であるかを決めるための計算コードを感度分析に組み込むことが可能であり（Sulzer-Spine PMA SSED を参照），それは欠測データが妥当でない結論を導くかもしれないという懸念を緩和するのに役立つ可能性がある。

早期の測定値から臨床アウトカムを予測する

患者が早期と後期の追跡来院時に同一のアウトカムの測定値を有する場合，（追跡時間が経過する前でも）後期の追跡来院に関する予測を行うことが可能である。早期来院時の測定に基づく予測は，以下を必要とする：

- 何人かの患者は両方の追跡来院からの結果を有する
- 早期と後期の測定値の間には十分に高い相関がある

この例では，最初の時点でのアウトカムは 2 番目の時点でのアウトカムを予測するのに用いられている。この種の予測は，INTERFIX Intervertebral Body Fusion Device の臨床試験で早期中止を正当化するのに用いられた[11]。

[11] Summary of Safety and Effectiveness for PMA P970015 (http://www.accessdata.fda.gov/scripts/cdrh/cfdocs/cfTopic/pma/pma.cfm?num=p970015) を参照されたい。

また，早期の測定は異なるアウトカムでなされる可能性がある；例えば，乳房インプラントについて，破裂はその後の有害な健康アウトカムを予測できる可能性がある。

5.5 中間解析

試験デザインで中間結果の解析方法を規定し，試験に先立ってFDAの同意を確保することを推奨する。ベイズ流中間解析に特有の二つの方法を以下に示す：

事後確率を適用する

一つの方法は，中間検討時にある仮説の事後確率が十分大きい場合に試験を早期に中止する。言い換えると，同一のベイズ流仮説検定を試験経過中に繰り返す。

予測分布を適用する

第5.4節で言及したように，もう一つの方法は，その仮説検定が成功するであろう確率を中間段階で計算する。この方法は，これから観測予定の患者に関するベイズ流予測分布を用いる。成功の予測確率が十分高ければ，試験は早期中止される可能性がある。この予測確率が非常に低ければ，無益性のため試験は早期中止される可能性がある。この方法は INTERFIX Intervertebral Body Fusion Device の申請に用いられた[12]。

---

[12] Summary of Safety and Effectiveness for PMA P970015 (http://www.accessdata.fda.gov/scripts/cdrh/cfdocs/cfTopic/pma/pma.cfm?num=p970015) を参照されたい。

5.6 モデルの点検

モデルの点検

解析に重要なすべての仮定を検討することを推奨する。例えば，避妊具の解析では月ごとの妊娠率が使用の初年度にわたって一定であると仮定される可能性がある。この仮定を評価するために，観察された月ごとの率をこれらの予測分布と比較することができる。この比較をベイズ流 p 値（Bayesian p-value）（Gelman et al,

1996, 2004)（ある統計量がモデルの仮定の下で観察された統計量と等しいか，それより極端となる予測確率）を用いて要約することが可能である．また，Spiegelhalter et al（2002）に示されている偏分情報量規準（DIC: Deviance Information Criterion）のようなベイズ流の偏分尺度によってモデルの点検および当てはめを評価することが可能である．代わりに，ベイズ因子（Bayes factor）を用いて二つのモデルを比較することができる．これらの評価のさらなる議論は「技術的詳細」（第7節）で述べる．

例えば，以下の場合に，試験の後期に登録された患者は早期に登録された患者と機器に対する異なる成功率を持つかもしれない：
- 医師が機器を用いる際に学習曲線を克服しなければならない場合
- 医師が機器でだれを治療するのかが最善かについて意見をまとめ，それから多少好ましい患者を試験に登録する場合
- 有効な補助療法が試験の患者に対して利用可能になる場合
- 別の治療法が試験経過中に利用可能になり，試験登録のために選ばれる患者の特性が潜在的に変化する場合

原則として，試験での早期の患者が試験での後期の患者と交換可能であるという仮定は上で示唆した方法のいずれかを用いて点検することができる．

5.7 感度分析

感度分析は，統計モデルとその仮定からの逸脱の影響を検討するのに用いられる．感度分析を提出することを推奨する可能性がある．これは以下の検討を含むかもしれない：
- 分布上の仮定からの逸脱（すなわち，モデルの確率的要素に

関する仮定からの逸脱）
- モデルにおける関係性についての別の関数型
- 別の事前分布
- 階層モデルにおける別の「超事前（hyperprior）」パラメータ
- 欠測データに関する「ランダムな欠測」の仮定からの逸脱

5.8 決定分析

　決定分析は，意思決定者が不確実性の存在下で試験および行動の最善の方針を選ぶために問題を論理的に分析することを可能にする規範的接近法である。

　決定分析の方法は，行動の最適な方針を得るのに決定および試験の帰結を考慮する。行動の方針は試験を中止するか継続するかという決定，または医療機器を承認するかしないかという決定を含む可能性がある。

　試験結果の規制当局による審査では，取り得る決定の帰結が評価され，主張を行うために用いられる事後確率の値に反映されるべきである。評価項目が重要であればあるほど，その評価項目についての情報が多く必要となり，事後分布はより尖った形になるはずである。例えば，機器の使用に伴って死亡または重篤な障害の可能性がある場合，規制当局はこのような事象の発現率が小さいことを確信したいであろう。理にかなった確実性の度合は90％，95％または99％にさえもなり得る。これらの値は，評価項目がある目標を下回っている，または新機器と対照を用いたときの死亡率の差が事前規定した値よりも小さいという事前規定した事後確率に反映されるであろう。

　決定分析の方法は，原則的に中間解析計画を立てるために用いられる可能性がある。Carlin et al (1998) は中間解析において決定分析接近法にほぼ等しい方法を提案する。

推測と仮説検定に対する決定分析接近法に関する卓越した洞察については，Lee（1997）の第7章を参照されたい。このトピックに関するより高度な参考書は，複雑さの順に，Raiffa（1968）［訳注：参照なし］，Lindley（1985），Bernardo & Smith（1993），Raiffa & Schlaiffer（1961）［訳注：参照なし］，Berger（1986），DeGroot（1970），Ferguson（1967）［訳注：参照なし］である。

6 市販後調査

　ベイズ流接近法は調査の目的によく適していると信じる。その主要概念：「今日の事後分布は明日の事前分布」は，市販前臨床試験のデータが承認後の機器の使われ方を反映する程度まで，調査の目的で市販前試験の事後分布を事前分布として用いることを許容する。言い換えれば，**市販前データと市販後データの間の交換可能性を正当化できるならば**，市販前臨床試験によって提供される情報を，ベイズの定理を通して市販後データで容易に更新することができる。より多くのデータが集まるにつれて，ベイズの定理を通して市販後情報を更新し続けることが可能である。

　また，市販後医療報告の大規模データベースの探索にベイズ流モデルを用いることが可能である。DuMouchel（1999）は，使用薬剤の種類ごとに有害事象をクロス分類する大規模な頻度表を解析するためのベイズ流モデルを論じている。DuMouchelは，多重性のために予期される誤って有意となる関連の数を減らすために，薬剤と関連する有害事象の相対頻度の推定値を平滑化するのに階層モデルを用いている。この接近法が薬剤報告と同様に医療機器報告についても有用かどうかは現時点で明らかでない。

7 技術的詳細

7.1 プロトコルに含めるのが望ましい情報

　標準的な臨床試験プロトコルに加えて，申請の際に提出すべきベイズ流試験デザイン特有の統計学的課題があると信じる。以下の提案（網羅的な一覧ではない）は，円滑な審査過程を促進し，プロトコルを書くときの出発点として役立つであろう。ただ，すべての点がすべての試験に当てはまる訳ではない。

事前情報

　用いようとしているすべての事前情報および置こうとしている仮定を指し示すことを推奨する。

成功に関する規準

　試験の（安全性および有効性に関連する）成功に関する規準を提供することを推奨する。

提案した標本サイズに関する正当化

　また，提案した標本サイズを正当化することを推奨する。正当化の方法は試験デザインによって異なる可能性がある。

　例えば，固定標本サイズ試験では，ある範囲の異なる真のパラメータ値および異なる標本サイズを仮定して，データをシミュレートすることを選ぶかもしれない。シミュレートされたデータセットごとに，パラメータの事後分布を求めることを推奨する。事後分布は，例えば試験に関わる主張の信用区間または事後確率を計算するのに用いることができる。各シミュレーションにおいて，信用区間または事後確率はシミュレーションでは既知の「真」

のパラメータ値と比較される。提案した標本サイズを評価するために，反復シミュレーションが用いられる。標本サイズ算出に対するこの接近法は，集中的なシミュレーションを伴う可能性がある。ある状況では，標本サイズに対する近似を得るのにより簡便な方法が適切となり得る。Pennello & Thompson（2008，第2節）はこれらの方法のいくつかを概説する。

適応的試験デザインでは，標本サイズは試験のデザインパラメータおよび結果（例えば，最大標本サイズ，中間検討の間隔と時期，試験中止規準）の関数である。試験を始める前に，最小および最大標本サイズ，中間解析の回数，および各中間解析での患者数を提供することを推奨する。

動作特性（検出力および第Ⅰ種の過誤率）

新規試験について種々の「真」のパラメータ値（例えば，イベント率）および種々の標本サイズを与えた下で，試験に関わる主張を満たす確率の表を提供することを推奨する。この表は，真のパラメータ値が帰無仮説と一致する場合における第Ⅰ種の過誤，または真のパラメータ値が対立仮説と一致する場合における検出力の確率の推定値も提供するであろう（定義については第4.8節参照）。

ある単純な例（例えば，2項アウトカムを持つ単群試験）において，これらの確率は直接計算することが可能である。試験デザインが複雑な場合，これらの確率を計算するのに通常はシミュレーションを用いることが必要となる。一般に，シミュレーションは試験デザインを反映すべきである。シミュレーションに関する提案は次節「7.2：動作特性を得るためのシミュレーション」で概説される。

試験に関わる主張の事前確率

　情報のある事前分布を用いるつもりならば，試験に関わる主張の事前確率を評価することを推奨する。これは新規データを見る前の試験に関わる主張の確率であり，あまり高すぎない方がよい。何が「あまりに高い」かについては個別の状況での決定である。特に，その事前確率が事後分布に関する成功の規準と同じ程度に高くないことを推奨する。

　提案された試験からの好ましくない結果が好ましい事前分布によって覆い隠されるという状況を潜在的に作り出し，事前情報が現データを圧倒しないことを保証するためにこの推奨を行う。主張の事前確率の評価において，事前分布の情報の大きさを，無情報事前分布を用いることに反して事前情報を用いることで得られる効率の増大と比較検討することになる。

　この事前確率を算出するために，事前分布のみを用いてデータをシミュレートすることができる。例えば，マルコフ連鎖モンテカルロ（MCMC: Markov Chain Monte Carlo）シミュレーションを実行するコンピュータプログラムを用いるつもりならば，現データを提供せず，代わりにこれらの値をプログラムにシミュレートさせる。このように行われるシミュレーションは試験に関わる主張の事前確率を与える。

　必要ならば，試験に関わる主張の事前確率を，試験間分散に関する事前分布を当初よりも大きな事前平均を持つように変更することによって，低くすることが可能である。代わりに，分散の事前分布をある定数よりも大きい値に制限することも可能であり，この定数をその主張の事前確率が望ましい値に下がるまで変更することも可能である。この接近法は三つ以上の試験についてはう

まくいく可能性がある．しかしながら，二つだけの試験（すなわち，提案された試験と先行試験）については，2試験のデータではこの分散について多くの情報を提供しない可能性があるため，事前分布もかなり正確でなければならない可能性がある．

有効標本サイズ

事後分散の情報を用いるシミュレーションの際に計算できる有用な要約は，新規試験での有効標本サイズである．すなわち，有効標本サイズ（ESS: effective sample size）は以下によって与えられる：

$$ESS = n^* V_1/V_2$$

ここに，n は新規試験での標本サイズ，V_1 は借りてこないときの（無情報事前分布を用いて計算された）関心のあるパラメータの分散，V_2 は借りてくるときの（提案された情報のある事前分布を用いて計算された）関心のあるパラメータの分散である．

このとき，数量（ESS − n）は先行試験から「借りてくる」患者数として解釈できる．この要約は，事前情報を用いることから得る効率を定量化する際に有用である．また，それは事前情報があまりに多くの情報を有するかどうかを評価する際に有用である．例えば，「借りてくる」患者数が試験の標本サイズよりも多い場合には，事前情報があまりに多くの情報を有している可能性があり，例えば上述の方法を用いて変更する必要がある（前小節の最終段落を参照）．

プログラムコード

IDE 申請の一部としてシミュレーションの実施に用いるプログラムコードおよびあらゆるデータを提出することを推奨する．また，市販前承認（PMA: premarket approval）の申請に，試験

データの電子的複写および解析に用いたコンピュータコードを含むことを推奨する[*13]。(実際のソフトウェア製品を欲していないことに注意されたい；代わりにソフトウェアがいかに解析を実行するかを示す説明書一式を要求する)。

[*13] 臨床データを電子的様式で提出する際の情報については，http://www.fda.gov/MedicalDevices/DeviceRegulationandGuidance/HowtoMarketYourDevice/PremarketSubmissions/ucm136377.htm を参照されたい。

7.2 動作特性を得るためのシミュレーション

計画（あるいは IDE）段階で試験のシミュレーションを提供することを，通常推奨する。これは，ベイズ流試験の動作特性（特に第 I 種と第 II 種の過誤率）の FDA の評価を促進するであろう。以下を同じにすることによって，シミュレートする試験が提案された試験を模倣することを推奨する：

- 事前情報
- 標本サイズ
- 中間解析
- 中間段階での試験の取り得る変更

パラメータを機器が承認されるべきではない境界の値に固定してシミュレートされた試験から，第 I 種の過誤率を評価できる。これらのシミュレーションでの成功試験の割合は，最大の第 I 種の過誤率の推定値を与える。いくつかのあり得るシナリオがシミュレートされ，場合ごとに期待標本サイズおよび推定された第 I 種の過誤が提供されることを推奨する。

パラメータを機器が承認されるべき妥当な値に固定してシミュレートされた試験から，検出力（および第 II 種の過誤率）を評価できる。これらのシミュレーションでの不成功試験の割合は，

第Ⅱ種の過誤率の推定値を与える。この補集合はその試験デザインによって提供される検出力を推定する。いくつかのあり得るシナリオがシミュレートされ，場合ごとに期待標本サイズおよび推定された第Ⅱ種の過誤率と検出力が提供されることを推奨する。

FDA がベイズ流試験デザインの第Ⅰ種の過誤率があまりに大きいと考える場合，その率を小さくするのにデザインまたはモデルを変更することを推奨する。第Ⅰ種の過誤の上昇の原因（例えば，大量の妥当な事前情報）は，他の原因（例えば，事前分布の構成の際の不適切な試験の選択，不適切な統計モデル，または試験の成功に関する不適切な規準）よりも受け入れ可能となる可能性があるため，「あまりに大きい」の判断は申請ごとになされる。第Ⅰ種の過誤の深刻度（コスト）も考慮される点である。

第Ⅰ種の過誤率を小さくする際に多くの選択肢がある。これらの選択肢は以下を含む：
- 成功試験を定義する事後（または予測）確率を上げる（例えば，97%，98%，99% に）
- 最初の中間解析までの患者数を増やす
- 中間解析の回数を減らす
- 事前情報を割り引く
  a）超事前パラメータ値を選ぶ
  b）既存データを割り引く
  c）既存対照から「借りてくる」有効患者数を制限する
  d）階層モデルにおける試験間分散に拡大要因（inflation factor）を含める
  e）先行試験から借りてくる量に制限を置く [*14]

*14 規制の設定においては，現行試験の結果が先行試験の結果と実質的に異なる場合が最大の懸念である。これ故，借りてくる量に関する制限は，適切な専門家の意見に従ってデザイン段階で決定される可能性がある。例えば，現行対照群の重篤な有害事象率が先行試験のそれよりも実質的に小さいときに先行対照データを用いることを防ぐために，現行対照群の重篤な有害事象率が先行試験のそれよりも一定数だけ小さい場合は先行試験からのデータを利用しないというような経験的な規則が設定される可能性がある。このような経験的な規則は動作特性のシミュレーションに反映されるべきである。

- 最大標本サイズを増やす（再び，事前情報の影響を減らすために）
- 適応的試験において，登録の終了規準を変える
- 第Ⅰ種の過誤率の計算を変える
  a) 第Ⅰ種の過誤の計算に事前情報を含める（または含めない）
  b) 第Ⅰ種の過誤の計算に共変量調整を含める（または含めない）
  c) 帰無境界から離れた適切な点で第Ⅰ種の過誤を計算する。「適切な」の定義に臨床的判断が役立つであろう
  d) 帰無仮説で条件付けた下で，事前分布にわたって積分した「平均」第Ⅰ種の過誤を計算する
- 上の選択肢の組み合わせ

試験デザインが変更された場合，新規デザインを評価するのに新しい一連のシミュレーションを実行することを推奨する。

また，試験についてなされた仮定（例えば，種々のモデルと分布上の仮定，およびベイズ流試験に伴う事前分布の選択，および適応的試験に関する集積率など）に対する動作特性の感度を特徴付けることを要求する可能性もある。

7.3 モデル選択

統計解析計画によっては，解析のための最終モデルを選ぶ前に，データおよびパラメータのいくつかの取り得るモデルの比較を許容することがある。例えば，他の試験から力を借りてくる試験アウトカムのベイズ流解析において，ある因子のアウトカムに及ぼす効果が試験ごとに異なる可能性がある。考慮したい二つの可能なモデルは，(1) 因子の効果が試験ごとに異ならないというモデル，および (2) 因子の効果が試験ごとに異なるというより拡張されたモデルであるかもしれない。

二つのモデルを比較する一つの方法は，あるモデルが真であるという帰無仮説を，別のモデルが真であるという対立仮説に対して検定することである。このような検定の結果は，対立モデルの事後確率，または対立モデルに関する**事後オッズ**（posterior odds）に依存する。事後オッズとは，帰無モデルの事後確率に対する対立モデルの事後確率の比を指す。Bernardo & Smith (1993) に従うと，所与のデータセットについて有限な集合の取り得るモデルの中から真のモデルを選ぶための最適な決定は，最高の事後確率を持つモデルを選ぶことである。これ故，事後オッズはモデル比較の好ましい方法となることがよくある。

一方，事前オッズとは，帰無モデルの事前確率に対する対立モデルの事前確率の比を指す。所与の対立モデルについて，事前オッズに対する事後オッズの比は**ベイズ因子**（Bayes factor）と呼ばれる。これ故，ベイズ因子は，事前から事後へ移るにつれて起こる，帰無モデル上での対立モデルのオッズの変化を表すと言われる。よって，ベイズ因子はモデル選択に用いられる可能性を有する。事後オッズを事前オッズと比較することによって，ベイズ因子は事前分布の選択に対して頑健となることが可能である。しか

しながら，無情報事前分布について，特に事前分布が非正則（improper）（積分して1にならない）のとき，ベイズ因子は明確に定義されないことに注意すべきである。Carlin & Louis (2008) は，ベイズ因子およびその計算に関するより詳細を与える。

加えて，偏分情報量規準（DIC, Spiegelhalter et al, 2002）のようなベイズ流の偏分尺度を，あるモデルを他のモデルの当てはめと比較することによって，モデル選択に用いることが可能である。DIC は WinBUGS プログラムにおいて一つの選択肢として現れる。それは，モデル偏分の事後平均にモデルの有効パラメータ数（pD）を加えた［訳注：原文は「減じた」となっているが誤りと推察される］ものとして計算され，ここに有効パラメータ数はモデルのパラメータを推定することから期待される偏分の減少分である。pD は偏分の事後平均からパラメータの事後平均で評価された偏分を引いたものとして推定することができる（Gelman et al, 2004, p.182 は有効パラメータ数の優れた議論を与える）。最小の DIC を持つモデルがデータに最もよい当てはめを提供する。

7.4 事後予測分布を用いた交換可能性の点検

第5.5節［訳注：第5.4節が正しいと推察される］において，データへの当てはめに用いるモデルの仮定を点検するのに予測分布を用いることを論じている。本節では，現行試験といくつかの既存試験の交換可能性を評価するために，いかに予測分布を用いることができるかを述べる。交換可能性は，計画段階における臨床的および工学的観点から決定される。しかしながら，時としてこの仮定を統計的に点検することも可能である。

新規試験でデータを収集する前に，試験の交換可能性について臨床的判断がなされていたにもかかわらず，有害事象率が既存試

験よりも新規試験でかなり高いことが観察されたと仮定しよう。議論を単純にするために，この差を説明できる共変量は利用可能でないと仮定しよう。そのとき，この差が事前分布において考慮する交換可能モデルの下であり得ないかどうかを点検するために，事後予測解析を用いることが可能である。検定統計量となり得るのは，新規試験の観測率と他の試験の率との間の最小絶対差であり，ある種のギャップ統計量である。観察されたギャップが同様に定義された既存試験間のギャップに比べて大きければ，新規試験と既存試験の率は交換可能でない可能性がある。観察されたギャップ統計量を，交換可能モデルの下で計算したギャップ統計量の事後予測分布と比較することができる。観察されたギャップが，事後予測分布のはるか右端に位置しているならば，交換可能モデルは支持されない。要約としては，観察されたギャップと少なくとも同程度のギャップを観察する事後予測確率，ギャップのベイズ流 p 値（Bayesian p-value）と呼ばれるものを計算することである。ベイズ流 p 値が小さい場合，交換可能モデルは当てはまらない可能性がある。より技術的な議論は Pennello & Thompson（2008）に与えられている。

7.5 計算

ベイズ流解析において関心のある数量のほとんどすべては数学的積分の計算を伴う。以下のすべての数量は事後分布を伴う積分として表現される：

- 事後平均
- 事後標準偏差
- 信用区間
- ある仮説の事後確率

以下は，これらの積分を計算するのに用いられる数値積分技法

である：
- Gauss 求積
- 事後分布サンプリング
- Laplace 近似
- 重点サンプリング（importance sampling）
- マルコフ連鎖モンテカルロ（MCMC: Markov Chain Monte Carlo）技法（Gamerman & Lopes, 2006）

おそらく MCMC 技法が最も一般的に用いられている。最も用いられている MCMC 技法は**ギブスサンプラー**（Gibbs sampler）である。**メトロポリス・ヘイスティングスアルゴリズム**（Metropolis-Hastings algorithm）は，ギブスサンプラーがうまくいかない場合に利用できる一般的技法である。

多くの解析で事後分布が複雑すぎて書き下せず，故に求積や Laplace 近似のような伝統的な数値積分技法が使用できないため，MCMC 技法は人気がある。ギブスサンプラーは，値の（マルコフ）連鎖を生成するのに他の，既知の分布から標本を抽出する。マルコフ連鎖は，各点での値が直前の標本のみに依存するという標本の集合である。この連鎖が**収束する**（converge）につれて，最終的に，標本抽出された値は事後分布から抽出されたものに徐々に似てくる。よって，マルコフ連鎖から抽出されたものは，事後分布を近似して積分を計算するのに用いることができる。

Tanner（1996）は，数値積分と MCMC 技法を含む統計学で用いられる計算技法の概観を与える。Gilks et al（1996）は，MCMC 技法および様々な科学的問題へのそれらの適用について説明する。また，MCMC および他の技法の議論は，Gamerman & Lopes（2006），Gelman et al（2004）および他の多くの参考書

7 技術的詳細

に見られる。

　MCMC 技法を用いるとき，続けて抽出されたものが事後分布から抽出されたものになるように，生成された値の連鎖がある点に確かに収束していることを点検することを推奨する。非収束性を診断するのに種々の技法が開発されてきた。Gelman et al (2004), Gilks et al(1996), Tanner(1996), Gamerman & Lopes(2006) およびプログラム BUGS (Bayesian inference using Gibbs sampling)からの出力を処理する SPlus 関数の集まりである CODA (Convergence Diagnosis and Output Analysis)[15] に関するマニュアルで述べられている診断技法を参照することが可能である。

[15] 両方のプログラムは Medical Research Center, Cambridge (http://www.mrc-bsu.cam.ac.uk) からダウンロード可能である．

収束の困難さ

　ベイズ流モデルをパラメータ化する方法によっては，マルコフ連鎖が非常にゆっくり収束する可能性がある。別のパラメータ化または別の MCMC サンプラーが収束速度を上げるのに役立つ可能性がある。収束していないようにみえる連鎖に関する説明としては，非正則事前分布を用いていることが考えられる（「第5節：ベイズ流臨床試験の解析」を参照）。その場合，正則な事後分布が存在しないので連鎖が収束しない可能性がある。非正則事前分布を用いるとき，事後分布が正則となることを点検すべきである。収束の困難さは事前分布が非正則に近いときにも生じる可能性がある。

データ拡大

　データ拡大（data augmentation）の技法は，計算を容易にす

るのにモデルの中に補助変数を導入する。補助変数の利用は解析の解釈にも役立つ可能性がある。例えば，**潜在変数**（latent variable）は，順序アウトカム（すなわち，順序付けられたほんの少数の取り得る値を持つアウトカム）の解析に現在一般的に導入されている。このようなアウトカムの例は，QOL 質問票の多肢選択の質問に対する回答を含む。Johnson & Albert（1999）は潜在変数を用いる順序アウトカムのベイズ流解析を論じる。Tanner（1996）は一般的技法としてのデータ拡大を論じる。

計算の電子的提出

集中的な計算を伴うベイズ流または他の解析について，FDA は常に計算（例えば，MCMC 技法を用いたときのマルコフ連鎖の収束性について）を点検するつもりである。計算に用いたデータおよびあらゆるプログラムを FDA に電子的に提出することを推奨する。

参考文献

Albert J(2007). *Bayesian Computation with R.* Springer.
Barlow RE, Irony TZ, Shor SWW(1989). *Informative sampling methods: The influence of experimental design on decision, in influence diagrams, beliefs nets and decision analysis.* Oliver and Smith（Eds.）. John Wiley & Sons.
Berger JO(1986). *Statistical Decision Theory and Bayesian Analysis.* Springer.
Berger JO, Berry DA(1988). The relevance of stopping rules in statistical inference. *Statistics decision theory and related topics, IV 1.* S. S. Gupta and JO Berger（Eds.）. Berlin: Springer, 29-72（with discussion）.
Berger JO, Wolpert RL(1988). *The Likelihood Principle*, Second ed. CA: Hayward: IMS.
Bernardo JM, Smith AFM(1993). *Bayesian Theory.* John Wiley & Sons.
Berry DA(1996). *Statistics, a Bayesian Perspective.* Duxbury Press.
Berry DA(1997). *Using a Bayesian approach in medical device development.* Technical report available from Division of Biostatistics, Center for Devices and Radiological Health, FDA.
Berry DA, Stangl DK(Eds.)(1996). *Bayesian Biostatistics.* New York: Marcel Dekker.
Berry DA(1988). Multiple Comparisons, Multiple Tests, and Data Dredging: A

Bayesian Perspective, In *Bayesian Statistics 3*, Bernardo, DeGroot, Lindley, Smith (Eds.), pp. 79-94.

Bland JM, Altman DG(1998). Bayesians and frequentists. *BMJ* 317 (24), 1151.

Box GEP(1980). Sampling and Bayes' inference in scientific modeling and robustness. *Journal of the Royal Statistical Society*, Series A, 143, 383-430.

Box GEP, Tiao GC(1973). *Bayesian Inference in Statistical Analysis*. MA: Reading: Addison Wesley.

Breslow N(1990). Biostatistics and Bayes. *Stat Sci* 5 (3), 269-284.

Broemeling LD(2007). *Bayesian Biostatistics and Diagnostic Medicine*. Chapman & Hall.

Brophy JM, Joseph L(1995). Placing trials in context using Bayesian analysis: GUSTO, revisited by Reverend Bayes. *JAMA* 273, 871-875.

Carlin BP, Louis T(2008). *Bayesian methods for Data Analysis*, 3rd ed. Chapman and Hall.

Carlin BP, Kadane JB, Gelfand AE(1998). Approaches for optimal sequential decision analysis in clinical trials. *Biometrics* 54, 964-975.

Chen MH, Shao QM(1999). Monte Carlo estimation of Bayesian credible and HPD intervals. *Journal of Computation and Graphical Statistics*, Vol. 8, N.1, 69-92.

Congdon P(2003). *Applied Bayesian Modeling*. Wiley.

Congdon P(2007). *Bayesian Statistical Modelling* 2nd edition. Wiley.

Congdon P(2005). *Bayesian Models for Categorical Data*. Wiley.

DeGroot MH(1970). *Optimal Statistical Decisions*. McGraw-Hill.

DeGroot MH(1986). *Probability and Statistics*. Addison Wesley.

Dey D, Muller P, Sinha D(Eds.)(1998). *Practical nonparametric and semiparameteric Bayesian statistics*. New York: Springer-Verlag.

Dixon DO, Simon R(1991). Bayesian subset analysis. *Biometrics* 47, 871-882.

DuMouchel W(1999). Bayesian data mining in large frequency tables, with an application to the FDA spontaneous reporting system. *American Statistician* 53 (3), 177-202.

Duncan DB, Dixon DO(1983). k-ratio t tests, t intervals and point estimates for multiple comparisons. In *Encyclopedia of Statistical Sciences*, Vol. 4, Kotz and Johnson (eds). New York: Wiley.

Gamerman D, Lopes HF(2006). *Markiv Chain Monte Carlo: Stochastic Simulation for Bayesian Inference*, second edition. Chapman & Hall.

Gelman A, Carlin JB, Stern HS, Rubin DB(2004). *Bayesian Data Analysis*. Second ed. London: Chapman & Hall.

Gelman A, Meng X, Stern H(1996). Posterior predictive assessment of model fitness via realized discrepancies. *Statistica Sinica* 6, 733-760, discussion 760-807.

Gilks WR, Richardson S, Spiegelhalter DJ(1996). *Markov Chain Monte Carlo in practice*. London: Chapman & Hall.

Gonen M, Westfall PH, Johnson WO(2003). Bayesian Multiple Testing for Two-Sample Multivariate Endpoints, *Biometrics* 59, 76-82.

Goodman S(1999a). Toward evidence-based medical statistics, 1: the p value

fallacy. *Annals of Internal Medicine* 130, 995-1004.
Goodman S(1999b). Toward evidence-based medical statistics, 2: the Bayes factor. *Annals of Internal Medicine* 130, 1005-1013.
Gould AL(1991). Using prior findings to augment active-controlled trials and trials with small placebo groups. *Drug Information Journal* 25, 369-380.
Hively W(1996). The mathematics of making up your mind. *Discover*, 90-97.
Ibrahim JG, Chen MH(2000). Power distributions for regression models. *Statistical Science*, 46-60.
Inoue LYT, Berry DA, Parmigiani G(2005). Relationship between Bayesian and frequentist sample size determination. *The American Statistician* 59, 79-87.
Irony TZ(1992). Bayesian estimation for discrete distributions. *Journal of Applied Statistics* 19, 533-549.
Irony TZ(1993). Information in sampling rules. *Journal of Statistical Planning and Inference* 36, 27-38.
Irony TZ, Pennello GA(2001). Choosing an appropriate prior for Bayesian medical device trials in the regulatory setting. In *American Statistical Association 2001 Proceedings of the Biopharmaceutical Section*. VA: Alexandria: American Statistical Association.
Irony TZ, Simon R(2006). "Application of Bayesian Methods to Medical Device Trials", in *Clinical Evaluation of Medical Devices, Principles and Case Studies*, Becker K and Whyte J, 2nd edition. ［訳注：本文中に引用なし］
Irony TZ(2007). "Evolving Methods: Evaluating Medical Device Interventions in a Rapid State of Flux" in the *proceedings of the Institute of Medicine roundtable on Evidence-Based Medicine called "The Learning Healthcare System."* ［訳注：本文中に引用なし］
Johnson VE, Albert JH(1999). *Ordinal Data Modeling*. New York: Springer-Verlag.
Joseph L, Wolfson DB, Berger R, du.(1995a). Sample size calculations for binomial proportions via highest posterior density intervals. *The Statistician: Journal of the Institute of Statisticians* 44, 143-154.
Joseph L, Wolfson DB, Berger R, du.(1995b). Some comments on Bayesian sample size determination. *The Statistician: Journal of the Institute of Statisticians* 44, 167-171.
Kadane JB(1995). Prime time for Bayes. *Controlled Clinical Trials* 16, 313-318.
Kadane JB(1996). *Bayesian Methods and Ethics in a Clinical Trial Design*. John Wiley & Sons.
Kass RE, Wasserman L(1996). The selection of prior distributions by formal rules. *Journal of American Statistical Association* 91 (435), 1343-1370.
Katsis A, Toman B(1999). Bayesian sample size calculations for binomial experiments. *Journal of Statistical Planning and Inference* 81, 349-362.
Lee PM(1997). *Bayesian Statistics: an Introduction*. New York: John Wiley & Sons.
Lewis RJ, Wears RL(1993). An introduction to the Bayesian analysis of clinical trials. *Ann. Emerg. Med.* 22 (8), 1328-1336.

Lewis C, Thayer DT(2004). A loss function related to the FDR for random effects multiple comparisons. *Journal Stat Plan Inf* 125, 49-58.

Lilford RJ, Braunholtz D(1996). The statistical basis of public policy: A paradigm shift is overdue. *BMJ* 313, 603-607.

Lindley DV(1985). *Making Decisions*. John Wiley & Sons.

Lindley DV(1997). The choice of sample size. *The Statistician* 46, N. 2, 129-138.

Malakoff D(1999). Bayes offers a "new" way to make sense of numbers. *Science* 286, 1460-1464.

O'Malley AJ, Normand SLT(2003). Statistics: Keeping pace with the medical technology revolution. *Chance* 16 (4): 41-44.

O'Malley AJ, Normand SLT, Kuntz RE(2003). Application of models for multivariate mixed outcomes to medical device trials: Coronary artery stenting. *Statistics in Medicine* 22 (2): 313-336.

Pennello G(1997). The k-ratio multiple comparisons Bayes rule for the balanced two-way design. *JASA* 92, 675-684.

Pennello G, Thompson L(2008). Experience with reviewing Bayesian medical device trials. *J Biopharmaceutical Statistics* 18:1, 81-115.

Raiffa H, Schlaifer R(2000). *Applied Statistical Decision Theory*. Wiley, originally published in 1961.

Robert CP(2007). *The Bayesian Choice: From Decision-Theoretic Foundations to Computational Implementation*. Springer.

Rubin DB(1984). Bayesianly justifiable and relevant frequency calculations for the applied statistician. *The Annals of Statistics* 12 (4), 1151-1172.

Rubin DB, Stern HS(1998). Sample size determination using posterior predictive distributions. *Sankhyā, Series B*, 60, 161-175.

Scott JG, Berger JO(2006). An exploration of aspects of Bayesian multiple testing. *Journal of Statistical Planning and Inference* 136, 2144-2162.

Simon R(1999). Bayesian design and analysis of active control clinical trials. *Biometrics* 55, 484-487.

Spiegelhalter DJ, Abrams KR, Myles JP(2004). *Bayesian Approaches to Clinical Trials and Health-care Evaluation*. New York: Wiley.

Spiegelhalter DJ, Best NG, Carlin BP, van der Linde A(2002). Bayesian measures of model complexity and fit. *Journal of the Royal Statistical Society, Series B*, 64, 583-616.

Spiegelhalter DJ, Freedman LS, Parmar MKB(1994). Bayesian approaches to randomized trials. *Journal of the Royal Statistical Society, Series A*, 157, 356-416.

Spiegelhalter DJ, Myles JP, Jones DR, Abrams KR(2000). Bayesian method in health technology assessment: A review. *Health Technology Assessment* 4, 38.

Spiegelhalter DJ, Thomas A, Best NG, Gilks WR(1996). *BUGS: Bayesian inference using Gibbs sampling*, version 0.5 (version ii). MRC Biostatistics Unit. Retrieved February, 2002, from http://www.mrc-bsu.cam.ac.uk.［訳注：本文中に引用なし］

Stangl DK, Berry DA(Eds.)(1998). Bayesian statistics in medicine: Where are

we and where should we be going? *Sankhya Ser B* 60, 176-195.
Stern HS(1998). A primer on the Bayesian approach to statistical inference. *Stats* 23, 3-9.
Tanner MA(1996). *Tools for Statistical Inference.* New York: Springer-Verlag.

索　引

数　字

2 群臨床試験デザイン　81
2 項検定　33
2 項分布　33
2 段階デザイン　36

ギリシャ文字

α エラー　27, 33
α 消費関数　42
β エラー　27, 33

A

analysis prior distribution　59
ASA: American Statistical Association　39

B

Bayes factor　147
Bayesian hierarchical model　85
Bayesian p-value　136, 149
borrowing strength　122

C

central posterior intervals　133
clinical study protocol　9
credible interval　132

D

DerSimonian-Laird 法　87, 89
design prior distribution　59
DIC: Deviance Information Criterion　137, 148

E

effect size　85
ESS: effective sample size　54, 143
exchangeable　88

F

FDA: Food and Drug Administration　48, 94, 96, 97, 100, 127
fixed effects model　86

H

heterogeneity　85
HPD: highest posterior density　133
hyper parameter　52

I

impute　134
indifference zone　81
integrity　23
ITT の原則　18
latent variable　152

L

likelihood principle 98, 114

M

MCMC: Markov Chain Monte Carlo 88, 97, 101, 103, 142, 150
metaanalysis 85
Metropolis-Hastings algorithm 150
missing at random 134

N

not significant 28

O

OpenBUGS 103

P

P値 26-29, 39, 43
P値の問題 39
Peto法 86
pivotal study 122
pivotal trial 95
POC (proof of concept) 試験 55
posterior odds 147
power prior 68
predictive probability 110
prior 95
prior distribution 95, 118
prior information 95
prior probabilities 95
probability distribution 95
PSSD: Bayesian Predictive Sample size Selection Design 76

R

random effects model 86
range of equivalence 81
RCT: randomized controlled trials 12
representative sample 111

S

sample size re-estimation 76
significant 28
stratified analysis 86
super-population 112
systematic review 85

T

trial statisticians 6

V

validity 23

W

WinBUGS 103

索引

あ行

アウトカム 105

イェジ・ネイマン 25
閾値 33, 56
異質性 85, 86
一様事前分布 68

運営バイアス 131

エゴン・ピアソン 25

オッズ比 85
オブライエン・フレミング法 42

か行

カール・ピアソン 25
懐疑的事前分布 68
解析事前分布 59
解析対象集団 18
階層モデル 121
カイ二乗検定 29
介入計画 9
確率打ち切り法 83
確率の哲学 6
確率分布 95
確率論 4
仮説検定 25, 132
観察データの尤度とは 108
患者バイアス 131
間主観説 7
完全性 23
感度分析 137
ガンマ分布 54
管理的観点 21

棄却値 58
技術的実験 5
記述統計学 3
期待値 56
帰無仮説 26, 28, 33
客観的解釈 7
逆分散法 86
共役解析 53, 54
共役事前分布 54
共変量 117
許容できる有害事象確率 79

区間帰無仮説 81
区間推定 30, 132
グループ逐次法 42
クロード・ベルナール 6

傾向説 7
経済的観点 21
系統的レビュー 85
決定規則 107
決定分析 138
決定論 4, 6
欠測データ 134
研究者バイアス 131
検出力 35
検出力解析 32
検証的試験 22, 24
検証的臨床試験 10, 49
検定の多重性 40

効果と安全性を組み合わせた中間モニタリング 79
交換可能 88
交換可能性 112
交換可能性とは 111
交互作用 19, 20, 85, 124

効率的な意思決定　130
固定効果モデル　86-89
固定標本サイズ試験　140

さ　行

最高事後密度区間　133
最適2段階デザイン　37
サブグループ解析　18
サブセット解析　18

試験デザイン　115
試験デザインの中間変更　99
試験統計家　6
試験モニタリング　22
事後オッズ　147
事後確率　56, 69, 83, 106, 136
事後分布　47, 51, 54, 108
事後分布の要約　132
事後予測分布　51
事前　95
事前オッズ　147
事前確率　95, 142
事前情報　75, 95, 140
事前分布　47, 51, 54, 95, 106, 107, 118
事前分布の設定方法　67
事前予測確率　59
質的交互作用　85
シミュレーション　144-146
尺度　3
主観説　7
情報のある事前分布　120
信用区間　17, 132
信頼区間　17, 30, 31

推測統計学　3
推定　30

正規分布　54
成功に関する規準　140
接近法　3
潜在変数　152
選択バイアス　131

層別解析　86
ソフトウェアプログラム　103

た　行

第Ⅰ種の過誤　27
第Ⅰ種の過誤確率　67
第Ⅱ種の過誤　27
第Ⅱ種の過誤確率　32, 67
退化分布　63
対個人の確率　4
対集団の確率　4
対照　117
対象集団　9
代替評価項目　12-14
代表的標本　111
対立仮説　26, 33
多元的解釈　7
多重性調整　128
多重比較　40, 41
妥当性　23
ダネット法　41
単群臨床試験　55
探索的試験　22
探索的臨床試験　10, 49, 55

力を借りてくる　122
中間解析　22, 41, 136
中間モニタリング　21, 22, 69, 83
中止規則　24
中心事後区間　133

索引 161

超パラメータ 52
超母集団 112
治療計画 9

データ拡大 151
データモニタリング委員会 21
適応的試験デザイン 141
適応的デザイン 21, 23, 129
適格規準 10
デザイン事前分布 59
テューキー法 41
点推定 30

統計学とは 3
統計的仮説 16
統計的実験 5
統計的有意性 39
動作特性 141
動作特性の評価 127
同等性試験 82
同等範囲 17, 81

────────── な 行 ──────────

認識論的解釈 7

熱狂的事前分布 68
ネットワーク・メタアナリシス 88

────────── は 行 ──────────

ハザード比 85
パラメータ 105, 116
反応確率 33

ピエール・シモン・ラプラス 6
非決定論 4

評価項目 9, 12, 116
標本サイズ 32, 126, 140
標本サイズ再設定 76
標本サイズ設定 33, 36, 55, 60, 81, 82, 125
標本抽出規則 24
非劣性試験 16, 82
非劣性マージン 16
頻度説 7
頻度流試験 115
頻度流接近法 49
頻度流統計学 3, 25, 48
頻度流統計学の問題点 39
頻度流の標本サイズ設定 33

負担最小化 96
部分集団解析 18
プログラムコード 143
プロトコル 9, 140
プロトコルの項目立て 10

米国統計協会 39
米国の食品医薬品局 48
ベイジアン 7
ベイズ因子 147
ベイズの定理 95, 106
ベイズ流 p 値 136, 149
ベイズ流階層モデル 47, 88, 90
ベイズ流階層モデル構築 121
ベイズ流決定理論 96
ベイズ流検出力 60
ベイズ流試験 115
ベイズ流接近法 49, 96
ベイズ流統計学 47, 48, 94, 105
ベイズ流の理論的枠組み 106
ベイズ流予測標本サイズ選択デザイン 76

ベータ分布　52, 54
偏分情報量規準　137, 148
変量効果モデル　86-90

方法の選択と実施手順　75
補完　134
ボンフェローニ法　41

ま 行

マルコフ連鎖モンテカルロサンプリング　97
マルコフ連鎖モンテカルロシミュレーション　142

ミニマックス2段階デザイン　37

無益性の評価　23, 83
無関心域　17, 81
無情報事前分布　68, 120, 121

メタアナリシス　85
メトロポリス・ヘイスティングスアルゴリズム　150

盲検化　115
モーメント法　87
目標値　56
モデル構築　101
モデル選択　147
モデルの点検　136

や 行

有意水準　27-29
優越性試験　16, 82
有害事象　23

有効標本サイズ　54, 143
尤度　51
尤度原理　43, 98, 114, 130

予測　134
予測確率　72, 83, 110
予測分布　48, 51, 136
予測分布とは　110

ら 行

ランダム化　12
ランダム化対照試験　11, 12, 25
ランダムな欠測　134

リスク比　85
量的交互作用　85
臨床アウトカム　135
臨床試験実施計画書　9
臨床試験デザイン　10
臨床事前分布　68
臨床評価項目　12-14
倫理的観点　21

ロナルド・フィッシャー　5, 25
論理説　7

わ 行

割付規則　24

【著者略歴】

手良向 聡（てらむかい　さとし）
京都府立医科大学大学院医学研究科生物統計学　教授
京都府立医科大学研究開発・質管理向上統合センター　副センター長（生物統計・データマネージメント部門長）

【著書】
実践医学統計学（統計ライブラリー）（共訳，朝倉書店，2005）
Rによる統計解析ハンドブック（共訳，メディカル・パブリケーションズ，2010）
臨床試験デザイン―ベイズ流・頻度流の適応的方法（共訳，メディカル・パブリケーションズ，2014）

なぜベイズを使わないのか!?　臨床試験デザインのために

2017年8月15日　第1版第1刷©
2017年9月15日　第1版第2刷

著　者	手良向聡　TERAMUKAI, Satoshi	
発行者	宇山閑文	
発行所	株式会社金芳堂	

〒606-8425 京都市左京区鹿ヶ谷西寺ノ前町34番地
振替 01030-1-15605　電話 075-751-1111（代表）
http://www.kinpodo-pub.co.jp/

組版印刷　西濃印刷株式会社
製　本　　藤原製本株式会社

落丁・乱丁本は直接小社へお送りください．お取替え致します．
Printed in Japan
ISBN978-4-7653-1723-8

JCOPY ＜(社)出版者著作権管理機構 委託出版物＞

本書の無断複写は著作権法上での例外を除き禁じられています．複写される場合は，その都度事前に，(社)出版者著作権管理機構（電話 03-3513-6969，FAX 03-3513-6979，e-mail: info@jcopy.or.jp）の許諾を得てください．

●本書のコピー，スキャン，デジタル化等の無断複製は著作権法上での例外を除き禁じられています．本書を代行業者等の第三者に依頼してスキャンやデジタル化することは，たとえ個人や家庭内の利用でも著作権法違反です．